Nicole Schröter

AF628774

IN BALANCE MIT Aroma Yoga

WINDPFERD

Wichtiger Hinweis: Die in diesem Buch beschriebenen Methoden sollen ärztlichen Rat und medizinische Behandlung nicht ersetzen. Die in diesem Buch vorgestellten Informationen sind sorgfältig recherchiert und wurden nach bestem Wissen und Gewissen dargestellt. Dennoch übernehmen Autorin und Verlag keinerlei Haftung für Schäden irgendwelcher Art, die direkt oder indirekt aus der Anwendung oder Verwendung der Angaben in diesem Buch entstehen. Sämtliche Informationen in diesem Buch sind für Interessierte zur Weiterbildung gedacht.

ISBN 978-3-86410-276-9
www.windpferd.de

2. Auflage 2025

Umschlaggestaltung: Claudia Steinke
unter Verwendung einer Illustration von KruthDesign & Lisima
Layout: Claudia Steinke
Fotos/Illustrationen: Claudia Steinke, Marie Meyer, KruthDesign,
Lisima, amber&ink, OpiaDesigns, Click Flows
Lektorat: Textstudio Eva Wagner
Satzarbeiten: Marx Grafik & ArtWork
Druck und Bindung: Sportflieger GmbH, Berlin
Printed in Germany

FSC
www.fsc.org
MIX
Papier | Fördert gute Waldnutzung
FSC® C019821

Bei Fragen und Anmerkungen zum Produkt
wenden Sie sich bitte an: info@windpferd.de

Inhalt

In Liebe für meine Eltern
Karin und Norbert Rüdiger

Einleitung

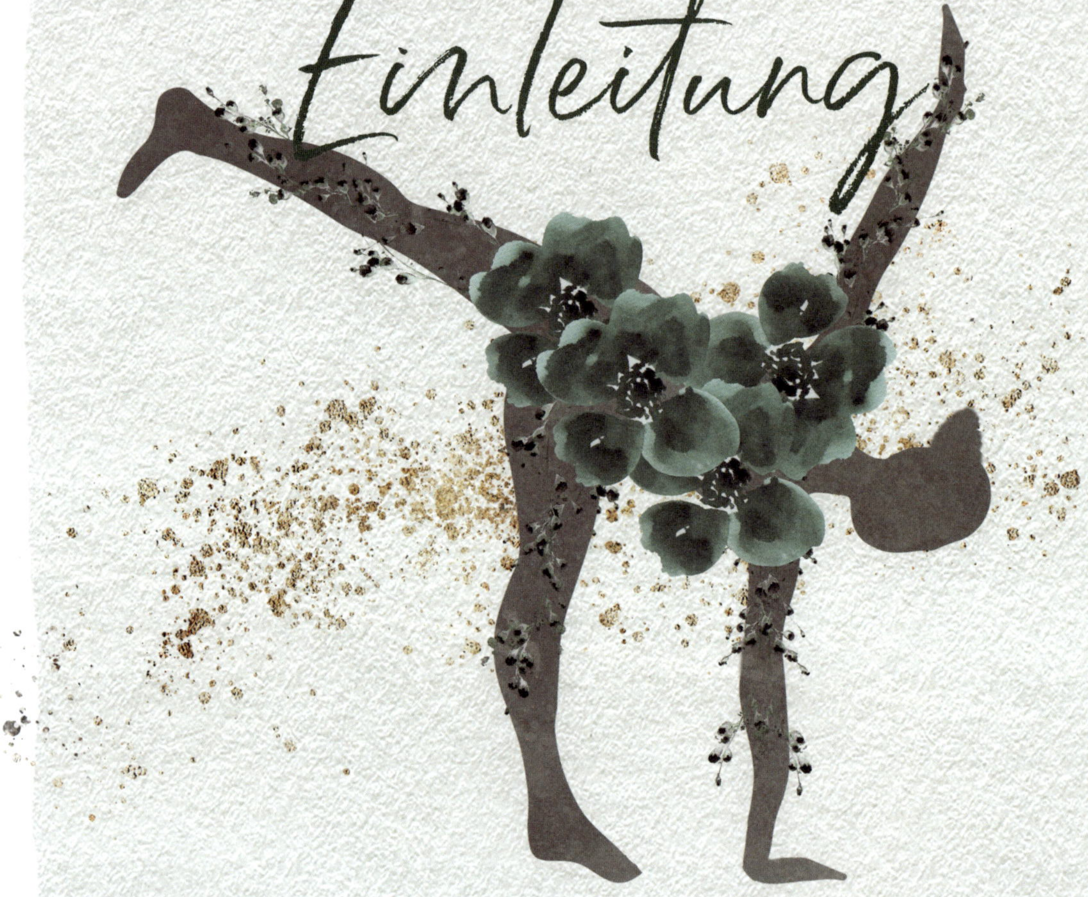

Wie du mit diesem Buch arbeitest

Dieses Buch vermittelt dir im ersten Kapitel einen Überblick darüber, was ätherische Öle sind und wie sie angewendet werden. Um deine Yogapraxis mit den Aromen zu ergänzen, empfehle ich dir unbedingt, dieses Kapitel nicht auszulassen. Du erfährst hier ein paar wichtige Tipps, die du auch in der Praxis brauchst.

Wenn du dann in die Praxis starten möchtest, wähle ein Thema aus, das dir für dich passend erscheint. Was brauchst du gerade, damit es dir gutgeht? Womit lässt sich deine innere Balance verbessern? Die einzelnen Übungsreihen sind unterschiedlich lang. Schau dir die Übungsreihe, die du machen möchtet, erst mal in Ruhe komplett an. Am Ende findest du einen Hinweis, wie lange die Praxis ungefähr dauert. Sortier das Material, das du für die Praxis brauchst, und richte dir deinen Yogaplatz her. Welche ätherischen Öle benötigst du? Lies dir gerne vorab die Einzelbeschreibungen zu den Ölen durch. Solltest du ein Öl nicht vorrätig haben, schau in der Tabelle 2 auf Seite 98–99 nach, ob du es gegen ein anderes Öl tauschen möchtest.

Zu jeder Übungsreihe wird eine Mischung für den Aroma-Diffusor empfohlen. Mehr Auswahl mit passenden Rezepten findest du im Rezepteteil. Auch hier kannst du dich für eine andere Mischung entscheiden und so der Übungspraxis deine individuelle (Duft-)Note geben. Solltest du keinen Aroma-Diffusor haben, kannst du die Beduftung des Raumes auch weglassen und nur mit den Hauptölen zu der jeweiligen Übungsreihe arbeiten. Die Diffusor-Mischungen runden zwar die Praxis ab und bereiten den Raum vor, in dem du übst, aber vielleicht geht es nicht immer, oder es fühlt sich nicht immer passend für dich an. Letztendlich hast du die Wahl, es so anzupassen, wie du magst.

Darum gibt es auch ein Kapitel mit weiteren Rezepten für jedes Thema. Hier findest du auch Rezepte für Roll-ons, die dich in deinem Alltag begleiten können. Das sind meine

Lieblingsrezepte. Wenn ätherische Öle noch Neuland für dich sind, ist es einfacher, mit erprobten Rezepten zu arbeiten. Das ist ähnlich wie beim Kochen. Auch hier bedarf es einfach mal eines guten Rezepts, damit es schmeckt. Je intensiver du in die Welt der ätherischen Öle eintauchst und eigene Erfahrungen machst, wie ein Öl bei dir wirkt, umso öfter wirst du bestimmt auch eigene Rezepte kreieren. Bei den Einzelölen findest du Hinweise, welche sich gut miteinander mischen lassen, aber auch da hör auf deine innere Stimme. Mein Sohn, der nicht vorab zig Bücher über Aromatherapie und Kräuterkunde gelesen hast, macht intuitiv ganz herrliche Mischungen und merkt sich, was ihm gefällt. Jeder Mensch hat dufttechnisch andere Vorlieben. Diese bleiben auch nicht immer gleich. Je nach Stimmung, Jahreszeit, Mondzyklus, Lebensphase oder Krankheit kann sich das verändern. Sei einfach offen für ein Dufterlebnis.

Die Kapitel über die Chakren und Emotionen runden dieses Buch ab. Am Ende der Übungsreihen kannst du dich entscheiden, eine Meditation anzuschließen. Alle Meditationen können auch einzeln, ohne die körperliche Praxis, geübt werden. Ich selbst meditiere schon sehr viele Jahre und empfinde Meditation als reine Wohltat für meine mentale Gesundheit und meine Balance.

Ich habe immer aus dem Blickwinkel heraus geschrieben, dass die Informationen dir auch tatsächlich einen Mehrwert für die Yogapraxis bieten und für die Übungsreihen relevant sind. Nicht alle ätherischen Öle, die es auf dem Weltmarkt gibt, sind in den Einzelbeschreibungen enthalten, aber doch schon recht viele.

Du wirst mit diesem Buch hoffentlich schöne Yogaerfahrungen machen, die dich berühren. Ich bin fest davon überzeugt, dass ätherische Öle in der Yogapraxis so etwas wie die Kirsche auf der Sahnetorte sind. Sicherlich kannst du die Übungsreihen auch ganz ohne Aromen üben, aber gönn dir doch die Kirsche für eine Geschmacksexplosion.

Erlaube dir selbst wahrhaftigen Genuss, erlebe Yoga neu mit dem feinsten und stärksten deiner Sinne – deinem Geruchssinn. Vertraue deiner Nase und deiner Intuition. Fühle dich frei, die Dinge so anzupassen, dass es dir gut geht und wenn du Fragen hast, dann freue ich mich über Austausch mit dir.

Aromatische Grüße,
Nicole Schröter

Einführung: ätherische Öle

Was sind ätherische Öle?

Lass uns zusammen eintauchen in die Welt der ätherischen Öle und ergründen, was genau sie sind. Man könnte kurz und knapp antworten, dass es sich bei ätherischen Ölen um eine Gruppe organisch-chemischer Substanzen handelt. Mit dieser Definition kannst du aber wahrscheinlich nicht so viel anfangen, darum betone ich hier gleich, dass ich es in diesem Buch so unwissenschaftlich wie möglich halten möchte und aus dir auch keine Chemikerin oder Botanikerin machen möchte. Das bin ich selbst nicht, und ich möchte auch nicht diesen Eindruck erwecken. Aber ich habe eine Kräuterausbildung gemacht und mich jetzt seit drei Jahren intensiv mit dem Thema ätherische Öle auseinandergesetzt. Seitdem wende ich sie täglich an. Um es etwas einfacher auszudrücken: Ätherische Öle sind aus der Natur stammende Inhaltsstoffe von Pflanzen, die mit verschiedenen Methoden gewonnen werden. Die wichtigsten Verfahren sind die Dampfdestillation und die Kaltpressung.

Die Kaltpressung wird meist zur Gewinnung ätherischer Öle aus Schalen von Zitrusfrüchten angewendet. Hier wird das Öl mechanisch mit Druck aus der Schale herausgepresst. Bei der Dampfdestillation wird Wasser unter dem Pflanzenmaterial gekocht, der Dampf steigt durch das Pflanzenmaterial auf und nimmt dabei das ätherische Öl mit. Über ein System von Rohren und Kammern wird das Wasser vom ätherischen Öl getrennt, um es sehr vereinfacht zu beschreiben. 93 Prozent aller ätherischen Öle werden mit diesem Verfahren gewonnen.

Definition:

Ätherische Öle sind hochkonzentrierte, leichtflüchtige Pflanzenextrakte, die aus Pflanzenteilen wie Samen, Rinde, Blätter, Blüten, Stängeln, Wurzeln oder Früchten gewonnen werden.

Wenn ich in diesem Buch von „Aromen“ spreche, meine ich damit ausschließlich natürliche ätherische Öle, die aus Pflanzen gewonnen wurden – also nicht synthetische Aromen, die aus dem Labor kommen. Diese natürlichen ätherischen Öle bestehen aus leichtflüchtigen Molekülen (eine Pflanze kann bis zu 500 unterschiedliche Stoffe enthalten), die fettlöslich sind. Das heißt, ich kann ätherische Öle in Trägerölen (welche Trägeröle es gibt, erfährst du auf Seite 25) lösen, nicht aber in Wasser.

Experiment:

Du kannst das ganz einfach zu Hause überprüfen: Wenn du einen Tropfen ätherisches Öl in ein Glas Wasser gibst, so wirst du sehen, wie es auf der Oberfläche schwimmt, sich aber nicht mit dem Wasser mischt. Darum steht auf einigen Pumpflaschen (z. B. für Raumspray mit ätherischen Ölen) auch, dass man sie vor Gebrauch schütteln soll, damit kurzzeitig eine Verbindung mit dem ätherischen Öl eingegangen werden kann, bevor es sich wieder entmischt.

Zur Gewinnung kleinster Mengen ätherischer Öle werden große Mengen an Pflanzenmaterial benötigt – je nach Pflanze unterschiedlich. Um es anschaulicher zu sagen: Für ca. 1 Gramm (ca. 25 Tropfen) Lavendelöl werden ca. 120–140 Gramm Lavendelblüten benötigt, für ein 1 Gramm Rosenöl sogar 5 kg Rosenblüten. Es wird also eine riesige Menge gebraucht, um die hochkonzentrierten ätherischen Öle zu gewinnen.

Nicht alle Pflanzen erzeugen ätherische Öle. Nur etwa 10 Prozent der Pflanzen tun das. Diese Pflanzen stammen aus aller Welt – viele aus Entwicklungsländern, weshalb ich empfehle, beim Kauf auch auf die ethischen Hintergründe der Anbieter zu achten. Ich finde es wichtig, dass wir als Kunden, Verbraucher und Yogis darauf achten, woher die ätherischen Öle kommen, die wir nutzen, und dass es in dem gesamten Prozess von der Ernte der Pflanzen bis hin zum Vertrieb mit rechten Dingen zugeht, ganz im

Sinne der yogischen Philosophie mit möglichst viel *Ahimsa* (Gewaltlosigkeit) und ganz viel *Satya* (Wahrhaftigkeit).

Um dir zu verdeutlichen, warum wir Menschen uns die ätherischen Öle überhaupt zunutze machen, widmen wir uns kurz der Frage, warum Pflanzen ätherische Öle produzieren. Sie schützen sich damit, beispielsweise vor Schädlingen oder vor extremen Temperaturen; oder sie ziehen andere Tiere, wie Bienen, an, damit diese durch die Bestäubung zum Fortbestand der Pflanze beitragen.

Wir Menschen haben uns diese Eigenschaften der ätherischen Öle schon längst zunutze gemacht. Alte Aufzeichnungen belegen, dass schon die alten Ägypter ätherische Öle zu Heilzwecken nutzten. Auch wenn das Herstellungsverfahren der Dampfdestillation heute weiter fortgeschritten ist, wird bereits auf alten Schriftstücken aus Papyrus von der Verwendung von Weihrauch und anderen Duftstoffen bei der Behandlung verschiedener Erkrankungen berichtet. Ich gehe später darauf ein, wie wir heute ätherische Öle anwenden. Eines jedenfalls haben die ätherischen Öle von damals und von heute gemein: Sie galten und gelten als kostbar. Die Ägypter müssen sie sehr geschätzt haben, denn als 1922 das Grab von Tutanchamun entdeckt wurde, wurden darin als Grabbeigaben auch duftende Öle gefunden. Aber nicht nur die Ägypter, auch andere Völker nutzten schon früh ätherische Öle für ihre Zwecke. Und wir werden sie als sinnvolle Ergänzung für unsere Yogapraxis einsetzen.

Wie erkennst du gute Qualität?

Mir ist es wichtig, dass du reine natürliche ätherische Öle von bester Qualität verwendest, um dir wirklich etwas Gutes zu tun, wenn du deine Yogapraxis und dein Leben mit ätherischen Ölen ergänzen möchtest. Wenn du nicht darauf achtest, kannst du dir mehr schaden, als dass es dir nützlich ist. Zu deinem Wohl entscheide dich für sehr gute Qualität – oder verzichte lieber auf ein Öl, wenn du nicht weißt, was drin ist. Reine ätherische Öle therapeutischer Qualität, wie sie in der Aromatherapie angewendet werden, haben nichts mit „Duftölen“ zu tun, die meist synthetisch oder halbsynthetisch hergestellt werden.

Leider sind viele ätherische Öle von minderer Qualität auf dem heutigen Markt. Je beliebter sie werden, umso mehr wird gestreckt, um Kosten zu sparen. Oder die Öle sind mit Pestiziden verunreinigt, und auch das wollen wir nicht, denn das kann sogar gesundheitsschädlich sein.

Mit den folgenden Tipps gehst du auf Nummer sicher, dass du wirklich naturreine ätherische Öle therapeutischer Qualität verwendest.

1. Achte auf die Deklaration der Etiketten

Innerhalb der EU gibt es bestimmte Vorschriften, was auf dem Etikett der Flasche stehen muss:

- Name der Ursprungspflanze (botanischer Name)
- 100 Prozent naturreines Öl (**Achtung:** nicht „naturidentisch“)
- Angabe der Pflanzenteile, die zur Gewinnung verwendet wurden
- Herkunftsland
- Gewinnungsverfahren
- Anbauart der Pflanze
- Verdünnungsverhältnis (Das kann bei sehr teuren Pflanzen, wie z. B. Rosenöl, sein – eventuell ist das ätherische Öl dann mit Pflanzenölen verdünnt)
- Mengenangabe in ml (Hier lohnt sich ein Vergleich: Wenn du eine 15-ml-Flasche kaufst und mit der 5-ml-Flasche eines anderen Anbieters vergleichst, rechne um.)
- Chargennummer
- Ablaufdatum (meist eine Angabe der Haltbarkeit nach Öffnung der Flasche)
- Gefahrstoffzeichen laut EU-Verordnung
- Herstellername
- Verwendungs- und Sicherheitshinweise (Es darf nur ein Verwendungszweck genannt werden, auch wenn es mehrere gibt)
- Die Flasche selbst sollte einen Tropfeinsatz haben und aus Braun- oder Violettglas bestehen, um vor Lichteinfall zu schützen, was die Qualität verschlechtern kann.

2. Bio, Nicht-Bio und CTPG®

Einige Anbieter ätherischer Öle sind mit Biosiegeln ausgezeichnet, wenn die Rohstoffe aus kontrolliert-biologischem Anbau (kbA) kommen. Das ist ein guter Schritt in die richtige Richtung von Qualität, z. B. um Pestizide im Produkt zu vermeiden. Besser ist es noch, wenn die Öle nach der Dampfdestillation oder Kaltpressung und der Abfüllung noch einmal durch ein unabhängiges Labor getestet werden; am besten auch bei den unterschiedlichen Schritten der Herstellung. Anbieter, die ihre Öle auf diese Weise mehrfach testen lassen, erkennst du an dem Zusatz CTPG® (= *Certified Pure Therapeutic Grade®*, auf Deutsch etwa: „für therapeutische Zwecke zertifizierte Güteklasse"). Nur 3 Prozent der ätherischen Öle auf dem Weltmarkt haben diesen reinen Grad. Das CPTG®-Verfahren stellt sicher, dass keine Füllstoffe, synthetischen Stoffe oder Verunreinigungen im ätherischen Öl vorhanden sind, die seine Wirkung schmälern würden. Um das CPTG®-Siegel zu erlangen, werden folgende Prüfungen durchgeführt:

- Organoleptische Untersuchungen
- Mikrobielle Analysen
- Gaschromatographie
- Massenspektrometrie
- Fourier-Transformations-Infrarot-Spektroskopie (FTIR)
- Chiralitätsprüfung
- Isotopenanalyse
- Untersuchung auf Schwermetalle

Im Anhang findest du sichere Bezugsquellen, bei denen du ätherische Öle kaufen kannst.

3. Achte auf den Preis

Hiermit meine ich nicht, dass du billig einkaufen solltest, sondern bewusst. Du solltest stutzig werden, wenn die ätherischen Öle zu billig angeboten werden, oder wenn bei einem Anbieter alle Öle den gleichen Preis haben. Im Beispiel, wie viele Rosenblüten man braucht, um eine kleine Menge Öl zu gewinnen, wird deutlich, dass ätherische Öle unterschiedliche Preise haben müssen, je nachdem, wie rar oder ergiebig der Rohstoff ist, aus dem sie gewonnen werden. Echte ätherische Öle sind nicht billig. Aber normalerweise verbraucht man auch nur geringe Mengen, da sie hochkonzentriert sind. Wenn du deine ätherischen Öle dann noch gut geschützt aufbewahrst (möglichst an einem dunklen Platz, die Flasche gut verschlossen), wirst du auch lange daran Freude haben.

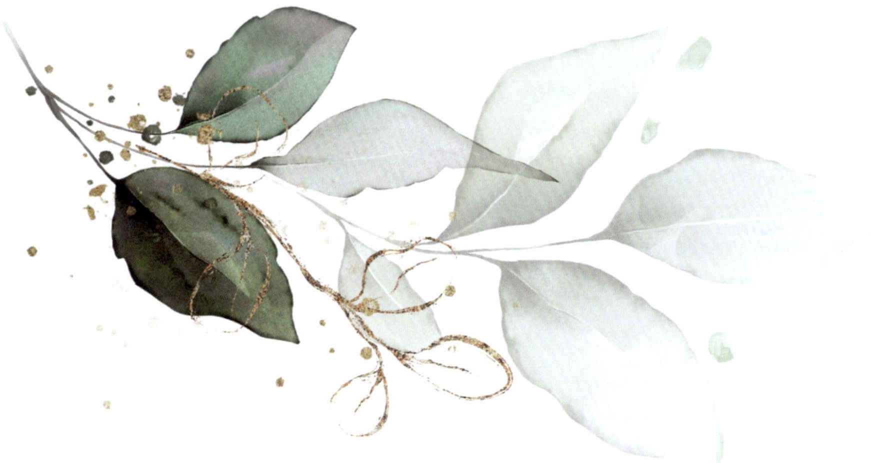

Wie wirken ätherische Öle, und welche Vorteile hast du?

Ich erwähnte im vorherigen Kapitel *Satya*. Auch hier möchte ich wieder ganz wahrhaftig aus meinem Herzen sprechen. Die Wissenschaftler haben schon viel darüber herausgefunden, wie ätherische Öle wirken. Ich war auf vielen Kongressen, habe mir unzählige Vorträge von Wissenschaftlern angehört und Studien dazu gelesen. Noch ist nicht alles wissenschaftlich erforscht, aber vieles. Dennoch steckt die Wissenschaft wohl noch in den Kinderschuhen, und wir dürfen gespannt sein, was die Forschung über ätherische Öle weltweit noch zum Vorschein bringt. Aber schon jetzt wissen wir einiges über ihre Wirkweise.

Ätherische Öle können über verschiedene Wege in unseren Körper gelangen. Auf die Anwendungsarten komme ich später noch zu sprechen. Je nachdem, wie wir sie anwenden, ist auch die Wirkweise unterschiedlich. Jedes ätherische Öl hat eine individuelle, umfangreiche Zusammensetzung, die auf vielfältige Weise auf Körper, Geist und Seele einwirkt – so wie auch jedes Asana (Yogahaltung) eine körperliche, emotionale und seelische Wirkung hat. Hier sehe ich übrigens einen engen Bezug zueinander, weshalb ich die ergänzende Wirkkraft ätherischer Öle in Verbindung mit Yogaübungen sehr schätze. Daraus ist die Idee zu diesem Buch entstanden.

Wissenschaftlich gesprochen, gelangen die Inhaltsstoffe in den Körper und setzen sich an die Rezeptoren der Zellen in der Haut, den Schleimhäuten, den Organen. Diese Moleküle haben die Fähigkeit, die Zellmembran zu durchdringen und so in der Zelle zu wirken.

Deine Vorteile, wenn du ätherische Öle anwendest:

- Sie fördern Entspannung,
- unterstützen das Immunsystem,
- unterstützen einen gesunden Stoffwechsel,
- fördern emotionale Gesundheit,
- unterstützen die Verdauung,
- unterstützen die Muskeln und Gelenke,
- schützen vor freien Radikalen aus der Umwelt,
- schützen vor jahreszeitlichen Einflüssen,
- verbessern das Erscheinungsbild der Haut,
- liefern Antioxidantien,
- fördern eine gesunde Durchblutung,
- wirken als Insektenschutz,
- unterstützen die Atemfunktion,
- lindern Hautirritationen
- und unterstützen Stressabbau.

Einige Wirkweisen werden noch deutlicher, wenn wir die Anwendungsarten durchleuchten. Das sollte noch mehr Licht ins Dunkle bringen. Oder wie ein Yogi sagen würde: den Schleier von *Maya* (Illusion) lüften.

Welche Anwendungsarten für ätherische Öle in der Yogapraxis gibt es?

Aromatische Anwendung

Diese Anwendungsart ist in Kombination mit der Yogapraxis eine der wesentlichsten Möglichkeiten, ätherische Öle zu benutzen, und dazu auch noch sehr einfach umzusetzen. Es reicht, einen Tropfen (immer verdünnt im Trägeröl, siehe Seite 25) zwischen den Handflächen zu verteilen, dann die Hände ca. 10 cm vor das Gesicht zu halten und den Duft beim Einatmen zu inhalieren. Das ist auch der schnellste Weg, wie die Duftmoleküle in unseren Körper gelangen. Es ist zudem die beste Art, wenn es darum geht, mit ätherischen Ölen auf unsere Stimmung und unsere Emotionen einzuwirken. Hierzu erfährst du im Kapitel „Ätherische Öle und Emotionen" (ab Seite 29) noch mehr. Über den Riechkolben im Gehirn gelangen die Duftmoleküle weiter über das limbische System in unser Körpersystem.

Aber nicht nur für unsere Emotionen ist diese Anwendungsart zu empfehlen. Sondern auch, wenn es darum geht, auf unser Gedächtnis, unser Hormon- oder unser Atmungssystem einzuwirken, ist diese Art der Anwendung eine gute Wahl.

Es gibt noch weitere Methoden, wie man ätherische Öle „aromatisch" anwenden kann. In Kombination mit Yoga wird es in den Yogasequenzen, wie schon beschrieben, am einfachsten sein, über die Handflächen zu inhalieren. Es gibt aber auch Rezepte für Raumsprays, um das gewünschte Raumklima zu schaffen. Wer mag, kann sich auch einen Aroma-Diffusor (Kaltvernebler) anschaffen, um die Raumluft zu aromatisieren. Es kann auch sein, dass du passend zum jeweiligen Thema ein eigenes Parfüm herstellen möchtest, um das jeweilige Thema der Übungssequenz auch in den Alltag zu integrieren. Und falls du viel im Auto unterwegs bist, lohnt sich vielleicht auch die Anschaffung eines Aroma-Clips zum Anbringen an die Lüftung.

Äußerliche Anwendung

Diese Art der Anwendung ist eine zweite wichtige Möglichkeit, um ätherische Öle harmonisch in den Ablauf der Yogapraxis zu integrieren. Hierzu bedarf es meist ein klein wenig Vorbereitung, um die ätherischen Öle mit einem Trägeröl zu verdünnen, um sie dann auf die Haut auftragen zu können. Eine Tabelle mit Dosierungsanleitungen für das Verdünnen findest du auf Seite 214. Einige wenige Öle, wie z. B. Lavendel und Weihrauch, lassen sich auch unverdünnt an einigen Hautstellen auftragen. Wenn dies der Fall ist, wird im Praxisteil des Buches darauf hingewiesen. Ansonsten gilt immer das Prinzip: Die ätherischen Öle müssen verdünnt werden.

Auch bei dieser Anwendung riechen wir natürlich die Öle, und sie haben den gleichen Effekt wie bei der aromatischen Anwendung, aber zusätzlich gelangen sie über die Haut in den Körper. Das ist dann von Vorteil, wenn wir die Wirkung punktuell an einem bestimmten Körperbereich wünschen.

Das Trägeröl hat zum einen die Funktion, das hochkonzentrierte ätherische Öl zu verdünnen; zum anderen, es in die tieferen Hautschichten zu transportieren. Durch das Verdünnen mit dem Trägeröl wird die Wirkung außerdem intensiver. Vielleicht hast du vermutet, dass unverdünnt intensiver wirkt, das ist aber bei dieser Anwendungsart nicht der Fall. Manchmal ist weniger also doch mehr!

Die ätherischen Öle wirken mit dieser Art der Anwendung aromatisch, gelangen über die Haut in den Blutkreislauf und wirken dann systemisch. Wenn du für eine Yogasequenz nur eine kleine Menge brauchst, kannst du eine kleine Menge Trägeröl und ätherisches Öl direkt in der Handfläche mischen. Es kann sich auch lohnen, einen Roll-on herzustellen, falls du das Öl häufiger anwenden möchtest. Weitere Methoden zur äußerlichen Anwendung, die für die Yogapraxis aber nicht so wichtig sind, sind die Massage, Bäder und Kompressen. Im Rezeptteil findest du hierfür ein paar Anwendungen zur Ergänzung im Alltag.

Überblick über die Trägeröle

Bei Trägerölen handelt sich um Pflanzenöle, die z. B. aus Samen oder Nüssen gewonnen werden und auch unterschiedlich stark rückfettend wirken. Pflanzenöle sind also nicht flüchtig wie ätherische Öle, denn sie gehören zu einer anderen chemischen Stoffgruppe (auch wenn beide „Öl“ heißen). Das unterscheidet sie stark voneinander. Da wir beim Aroma-Yoga die ätherischen Öle auch auftragen, hier kurz einige Trägeröle, die du zum Verdünnen einsetzen kannst:

- **Aprikosenkernöl** (leichte Konsistenz, gut im Sommer)
- **Traubenkernöl** (leichte Konsistenz, gut im Sommer)
- **Olivenöl** (dickere Konsistenz, gut im Winter)
- **Mandelöl** (dickere Konsistenz, gut im Winter)
- **Jojobaöl** (mittlere Konsistenz, gut im Herbst)
- **Fraktioniertes Kokosnussöl** – FCO (hat keinen Eigengeruch und eignet sich von der Konsistenz her gut)

In den Übungsreihen dieses Buches helfen dir die Symbole der Anwendungsarten, schnell zu unterscheiden, wie du die ätherischen Öle in der Yogapraxis anwenden kannst:

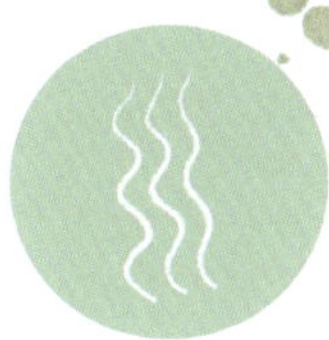

aromatisch

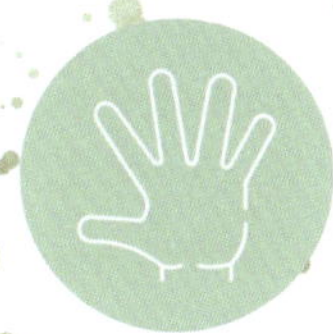

äußerlich

Sichere Anwendung in der eigenen Yogapraxis

Du wirst feststellen, dass die Anwendung ätherischer Öle beim Yogaüben ganz leicht ist. Aber es gibt noch ein paar Sicherheitsempfehlungen, die du beachten solltest. Bitte überspring diesen Abschnitt nicht, auch wenn du wahrscheinlich am liebsten gleich loslegen möchtest. Ich möchte, dass du wirklich Freude hast am Umgang mit den ätherischen Ölen, und dass es für dich sicher ist.

Allergien

Ätherische Öle haben, richtig angewendet, kaum Nebenwirkungen, können aber bei einigen Menschen Hautirritationen hervorrufen. Eventuell sind bei dir Allergien gegen einige Pflanzen bekannt. Die Öle dieser Pflanzen solltest du dann nicht anwenden. Wenn du nicht sicher bist, ob du ein ätherisches Öl gut auf der Haut verträgst, mach gerne vorab einen Test auf der Unterarminnenseite. Die Haut hier ist eher dünn und zeigt, ob du ein Öl verträgst oder nicht. Gerne 24 Stunden vorher testen, damit nicht erst beim Yoga eine Hautirritation auftritt. Sollte es zu Reizungen, Rötungen oder sogar Schwellungen kommen, benutz dieses Öl nicht. Dann ist es nicht das richtige Öl für dich.

Reizungen

Ätherische Öle dürfen nicht in die Augen geraten. Achte darauf, nicht in die Augen zu fassen, wenn noch Öl an deinen Fingern ist. Sollte es passieren, kann es brennen. Ätherisches Öl nicht mit Wasser, sondern mit einem Trägeröl aus dem Auge waschen. Vermeide auch den Kontakt mit den Nasenlöchern.

Ätherische Öle dürfen nicht auf offenen Wunden oder an verletzten Hautstellen aufgetragen werden.

Besondere Bedürfnisse bei Personengruppen

Schwangere und stillende Frauen dürfen nicht alle ätherischen Öle verwenden. Du findest auf Seite 28 eine Übersicht, welche Öle Schwangere nicht anwenden dürfen. Bei Kleinkindern unter 3 Jahren dürfen keine mentholhaltigen Öle angewendet werden, wie z. B. Pfefferminze.

Achte darauf, die ätherischen Öle für Kinder unzugänglich aufzubewahren. Für Kinder, ältere Menschen, Schwangere und Personen mit empfindlicher Haut empfiehlt sich eine stärkere Verdünnung beim Anwenden auf der Haut. Eine Empfehlung für das Verdünnungsverhältnis entnimm bitte der Tabelle auf Seite 214.

Vorsicht bei offenem Feuer

Vielleicht möchtest du es dir beim Aroma-Yoga besonders nett machen und hast Kerzen aufgestellt. Achte darauf, dass die ätherischen Öle nicht ins Feuer gelangen, da sie leicht brennbar sind.

Fotosensibilität

Manche ätherischen Öle, wie Zitrusöle, enthalten Substanzen, die die Haut für UV-Strahlung empfindlicher machen. Nach dem Auftragen auf der Haut sollte direkte Sonneneinstrahlung für 72 Stunden vermieden werden.

Erkrankungen und Wechselwirkungen mit Medikamenten

Bestimmte Bestandteile von ätherischen Ölen können Medikamente beeinflussen oder sogar blockieren. Bitte lass dich bei einer Erkrankung von deinem Arzt oder behandelnden Therapeuten beraten.

Übersicht über ätherische Öle, die Schwangere NICHT anwenden dürfen:

Basilikum, Eukalyptus, Fenchel, Jasmin, Kamille, Kampfer, Majoran, Muskatellersalbei, Myrrhe, Nelke, Oregano, Pinker Pfeffer, Rosmarin, Salbei, Thymian, Wacholderbeere, Wintergrün, Zedernholz, Zimt

In der Stillzeit darf kein Pfefferminzöl angewendet werden, da es in die Muttermilch übergeht und so zum Säugling gelangt!

In der Aroma-Yoga-Übungsreihe für Schwangere (ab Seite 116) werden nur Öle angewendet, die als sicher für Schwangere gelten.

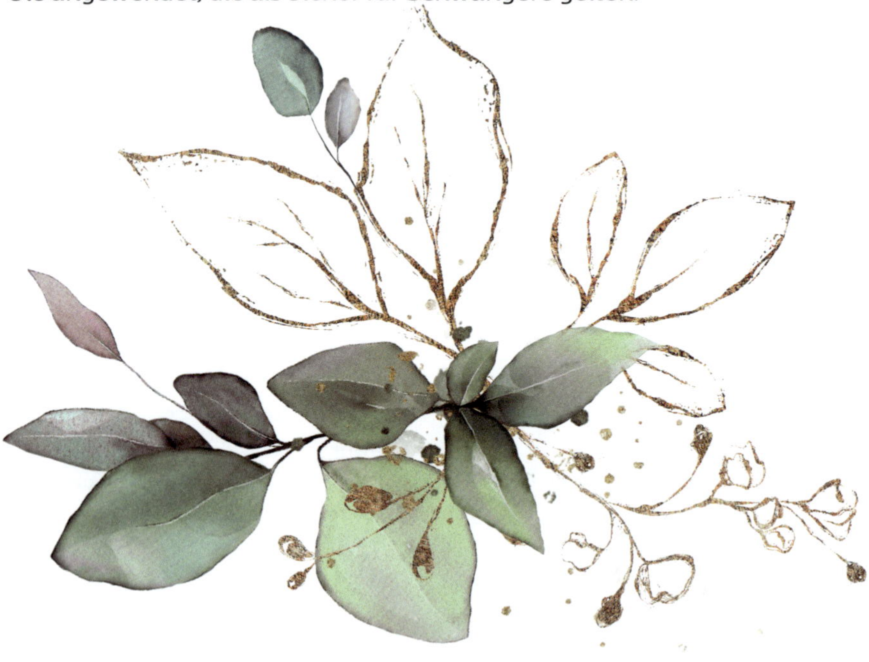

Ätherische Öle und Emotionen

Was sind Emotionen?

Was ätherische Öle sind, haben wir schon geklärt. Falls du das Kapitel übersprungen hast, lies gerne noch mal nach. Um zu verstehen, wie und warum ätherische Öle auf unsere Emotionen einwirken können, möchte ich kurz erklären, was Emotionen sind, damit wir auf einen ähnlichen Wissensstand kommen. Ich sage ganz bewusst „ähnlich“, denn vielleicht weißt du viel mehr darüber als ich. Ich bin keine Wissenschaftlerin, aber es kann ja sein, dass Emotionen dein Fachgebiet sind. Dann möchte ich dich nicht langweilen, und du kannst zu der Stelle vorspringen, wo ich dazu komme, welche ätherischen Öle für welche Art von Emotion gut sind.

Emotionen bezeichnen eine bewusste oder unbewusste Wahrnehmung psychophysischer Bewegtheit. Diese kann durch ein Ereignis, eine Situation oder im Austausch mit anderen Menschen und Tieren ausgelöst werden. Du kennst das sicherlich. Eben ging es dir noch blendend, und du warst froh, und plötzlich erreicht dich eine schreckliche Nachricht, und die Emotion verändert sich komplett. Die emotionale Erfahrung, die du machst, kannst du wahrscheinlich sogar körperlich spüren. Wissenschaftler arbeiten noch daran, die genauen physiologischen Veränderungen und Muster zu erforschen, um eine genauere Definition für eine Emotion festzulegen. Aber du selbst hast bestimmt schon wahrgenommen, dass dein Herz schneller schlägt, der Atem schneller geht, dein Bauch verrückt spielt oder Tränen fließen, wenn sich Emotionen körperlich bemerkbar machen. Dein Körper wird durch Emotionen aktiviert oder auch gelähmt. Vor allem im limbischen System (dem Teil des Gehirns, in dem unter anderem Emotionen verarbeitet werden) sind die physiologischen Wirkungen von Emotionen für die Wissenschaftler nachweisbar, wenn unterschiedliche Neurotransmitter wie Serotonin, Adrenalin oder Oxytocin ausgeschüttet werden.

Emotionen steuern unser Verhalten. Wer kennt nicht den Griff zur Schokolade bei Liebeskummer? Unser Körper versucht dann, die Neurotransmitter zu regulieren, damit wir uns wieder besser fühlen. Leider funktioniert das mit der Schokolade nur halbprächtig. Es mag ja sein, dass sie uns kurzfristig glücklich macht – aber auf lange Sicht auch wieder nicht, weil wir dann von unseren Fettpölsterchen und unserem Essverhalten genervt sind. Es muss nicht so sein, kann aber passieren. Ich persönlich finde weibliche Rundungen toll. Dies soll nur als Beispiel dafür dienen, wie eine Kette an Emotionen entstehen kann.

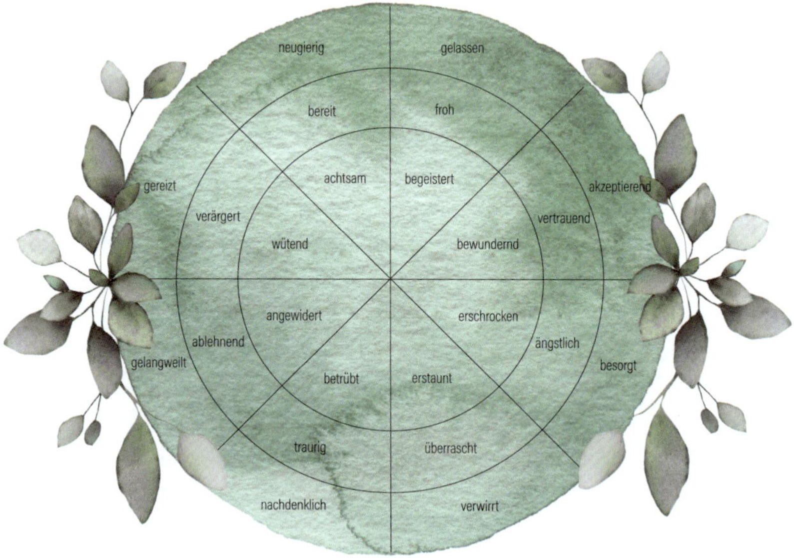

Das „Rad der Emotionen“ zeigt die unterschiedlichen Facetten.

Reize von außen beeinflussen oftmals unsere Emotionen, aber auch solche von innen heraus: Wenn beispielsweise zu wenig Serotonin ausgeschüttet wird, kann das unsere Emotionslage beeinflussen.

Es gibt viele unterschiedliche Emotionen. Das Rad der Emotionen von Robert Plutchik auf der vorherigen Seite ermöglicht uns einen guten Überblick – etwas besser und wissenschaftlicher als ein Blick auf deine Emojis im Smartphone.

Wenn du einen Blick auf die vielen verschiedenen Emotionen geworfen hast, dann mach jetzt an dieser Stelle eine kleine Übung und beobachte, welche Emotionen jetzt, in diesem Moment, bei dir präsent sind.

Vielleicht konntest du gerade deine Aufmerksamkeit auf eine oder mehrere Emotionen richten. Ich weiß ja nicht, was gerade bei dir los ist, aber irgendeine Emotion wird sicherlich da sein, die du benennen konntest. Manchmal sind es auch Ereignisse, die emotional prägend sind. Erlebnisse aus der Kindheit prägen uns und sind eventuell immer noch emotional relevant für die Gegenwart; ebenso andere intensive Erlebnisse, wie. z. B. die Geburt eines Kindes, die starke Emotionen hervorruft. Diese Emotionen bleiben uns stärker im Gedächtnis als andere. In unserem Gehirn ist die Amygdala (ein Teil des oben genannten limbischen Systems) für die emotionale Bewertung von Reizen verantwortlich, und der Hippocampus (ebenfalls im limbischen System) für unsere Erinnerungen. Zwischen beiden besteht eine enge Verbindung.

Emotionen beeinflussen unsere Beurteilung darüber, ob etwas positiv oder negativ ist. Erst diese Beurteilung macht dann im Rückschluss die Emotion für uns negativ oder positiv. Diese Bewertung ist in diesem Fall in Ordnung, denn wir wollen mit den ätherischen Ölen unsere Emotionen bewusst beeinflussen und uns dies zunutze machen. Uns eher den positiven Emotionen zuzuwenden, hat in der Alltagsbewältigung den Nutzen, dass Problemlösungen leichter gefunden werden. Das hat Auswirkungen auf unser Handeln und unterstützt uns dabei, ein Leben führen, das positiv und erhebend ist.

Positive Emotionen lassen uns zudem auch körperlich gesünder sein. Die Wissenschaft der Psychoneuroimmunologie erforscht die Wechselwirkung zwischen Geist und Körper und hat herausgefunden, dass der Einfluss der Emotionen auf unser Gehirn auch Auswirkungen auf unser Immunsystem hat. Negative Emotionen machen uns anfälliger für Krankheiten. Beispielsweise bestätigen Untersuchungen, dass die Wahrscheinlichkeit, einen Herzinfarkt zu erleiden, für depressive Menschen mehr als doppelt so hoch ist wie für Menschen ohne Depressionen. Die Forschung steckt noch in den Anfängen, wenn es darum geht, herauszufinden, welche Emotionen welche Krankheiten auslösen können. Wir erkennen aber schon jetzt, dass es sinnvoll ist, seine Emotionen bei Bedarf zu regulieren, vor allem, wenn sie negativ sind.

Mir ist wichtig, dass du gesund bleibst. Ich denke, dass die Themen der Aromayoga-Stunden für viele Menschen von Relevanz sind und etwas zum Wohlergehen beitragen können. Wie die ätherischen Öle auf die Emotionen einwirken können, schauen wir uns jetzt detaillierter an.

Wie wirken ätherische Öle auf unsere Emotionen?

Wie im Abschnitt über die Emotionen schon angeschnitten, sind Emotionen im limbischen System „verortbar". Das limbische System ist sozusagen unser Kontrollzentrum der Emotionen. Es ist außerdem direkt mit unserem Geruchssinn verbunden. Über diese Verbindung können Gerüche unsere Emotionen beeinflussen.

Hier setzt die Aromatherapie an. Wir atmen Duftmoleküle eines ätherischen Öls über die Nase ein. Die Duftmoleküle setzen sich an die Rezeptoren unseres Riechkolbens. Hierüber gelangen sie über Neuronen (Nervenzellen) ins limbische System und als

Information in unser Gehirn. Das geschieht innerhalb von Sekundenbruchteilen. Der Riechsinn ist der schnellste Sinn, den wir haben, um Reize von außen zu verarbeiten.

Ich möchte dir ein Beispiel nennen, damit das Ganze für dich noch mehr Sinn ergibt. Früher mussten wir Menschen über den Geruch Gefahren erkennen: Riecht es nach Feuer, riecht das Essen noch gut? Der Geruchssinn hat uns geholfen, zu überleben – um es ganz klar auszudrücken. Zudem kann unsere Nase weit mehr Gerüche unterscheiden, als z. B. unsere Augen Farben. Der Geruchssinn ist den anderen Sinnen weit überlegen. Er funktioniert schneller und differenzierter. Selbst wenn wir etwas nicht bewusst riechen und nur ganz unterschwellig wahrnehmen, löst der Geruch in der Art, wie wir unsere Umwelt wahrnehmen, etwas aus.

Forscher untersuchen vermehrt die Zusammenhänge zwischen Geruch und Verhalten. Unsere Nase bestimmt, wen wir „gut riechen können" und wen nicht. Die Nase ist ein sehr wichtiger Partner für unser Gehirn. Der Bereich im Gehirn, wo geruchliche Informationen verarbeitet werden, ist auch zuständig für die soziale Wahrnehmung und die emotionale Verarbeitung.

Wie können wir uns diese Funktion zunutze machen, um möglichst schnell auf unsere Emotionen einzuwirken? Da einige Körperfunktionen, wie z. B. die Atmung, der Herzschlag, die Hormonbalance oder unser Gedächtnis, aber auch Situationen wie z. B. eine Stressbelastung mit dem limbischen System in Interaktion sind, können die ätherischen Öle hier einwirken. Das limbische System kontrolliert viele körperliche, mentale und emotionale Reaktionen in dir. Durch die Regulation mit ätherischen Ölen kannst du deine Emotionen und dein Wohlbefinden somit beeinflussen. Körper und Geist sind in einem ständigen wechselseitigen Austausch miteinander. Wenn du ein ätherisches Öl einatmest, erreichen die Informationen innerhalb von 15 bis 30 Sekunden dein gesamtes Nervensystem, und die positiven Wirkstoffe können verarbeitet werden.

Einige ätherische Öle haben einen hohen Anteil an Sesquiterpenen (eine bestimmte chemische Stoffgruppe), die die Blut-Hirn-Schranke überwinden und somit den Sauerstoffgehalt im Gehirn positiv beeinflussen können. Dieser Anteil ist in folgenden Ölen besonders hoch: Copaiba, Patchouli, Sandelholz, Vetiver, Weihrauch und Zedernholz. Es gibt mittlerweile viele Studien und Erfahrungswerte, die Aufschluss darüber geben, welche ätherischen Öle auf welche Emotionen regulierend einwirken. Diese Erkenntnisse sind noch nicht vollends wissenschaftlich belegt. Hier gilt es wie beim Yogaüben auch, sich selbst zu beobachten.

Ein ätherisches Öl ist ein Stoffgemisch aus bis zu 500 verschiedenen Substanzen. Ihre Zusammensetzung ist sehr komplex. Es macht therapeutisch einen großen Unterschied, ob etwas beispielsweise wie Rose *riecht* oder auch wirklich reines therapeutisches Rosenöl *ist.* Im Labor lässt sich ein Rosenduft mit wenigen Zutaten leicht synthetisch herstellen, aber ein echter Rosenduft ist etwas sehr viel Komplexeres.

Nun hast du darüber gelesen, wie die verschiedenen Duftmoleküle über das limbische System in den Körper kommen. Wie sie dann im Körper wirken, ist ebenfalls sehr komplex. Welches Molekül wirkt genau wie? Beobachte, wie es dir nach der Anwendung eines ätherischen Öles geht. Jedes einzelne Öl hat eine ganz spezifische Wirkung.

Hinzu kommt, dass nicht jeder Mensch gleich gut riechen kann, und dass nicht jeder Mensch mit dem gleichen Duft die gleiche Erinnerung verknüpft. Unsere Riechleistung kann im Alter nachlassen, oder auch, wenn wir traurig sind. Schwangere und Kinder können meist intensiver riechen. Das alles sind Hinweise darauf, dass wir alle unterschiedlich gut riechen können.

Mit einer Art „Geruchstraining" kann der Geruchssinn verbessert werden. Wenn du häufig Aroma-Yoga praktiziert, machst du genau das. Du wirst mit der Zeit sensibler werden in Hinblick auf Gerüche. Es kann auch sein, dass du einen Geruch an einem Tag anders empfindest als an einem anderen; ich selbst habe diese Erfahrung gemacht.

Auch das hängt mit den Emotionen zusammen, die wir mit einem Geruch verbinden. Ein Beispiel hierfür ist, dass eine Mutter in der Regel weniger Geruchsprobleme damit hat, die Windel des eigenen Kindes zu wechseln, als vielleicht eine fremde Person, die keine emotionale Bindung zu dem Kind hat.

Interessant ist auch, dass ein Kind seine Mutter am Geruch erkennt. Schon im Mutterleib beginnen wir zu riechen. Auch viele Säugetiere erkennen einander am Geruch.

Viele Alltagsgerüche nehmen wir nicht mehr bewusst war. Das ist auch gut so. Wir wären sonst völlig reizüberflutet. Wir haben gelernt, wie es in einer bestimmten Umgebung riechen soll. Wird diese Erwartung erfüllt, fühlen wir uns sicher. Riecht es dort aber anders als erwartet, dann stört es uns. Ein Geruch kann uns sekundenschnell mit unserer Aufmerksamkeit ins Jetzt katapultieren. Ein Grund mehr, den Geruchsinn in unsere Yogapraxis einzubeziehen und unsere Emotionen wohlwollend zu regulieren, denn sie verändern Körpervorgänge, beeinflussen das autonome und das zentrale Nervensystem, die Immunfunktionen und die Hormonausschüttung sowie unser allgemeines Wohlbefinden.

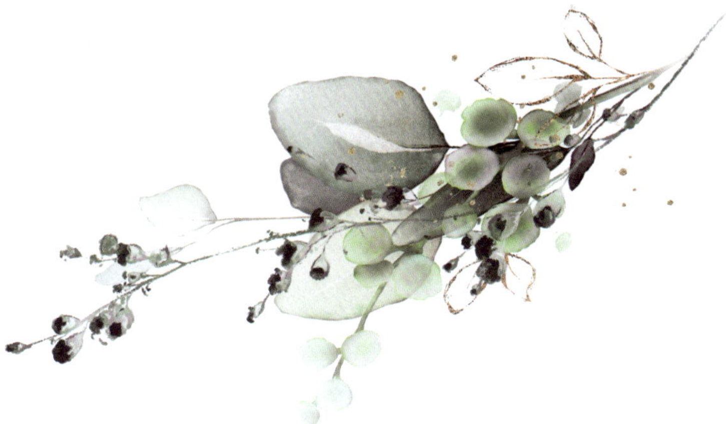

Für die Verwendung der Öle beim Aroma-Yoga im Hinblick auf Emotionen gibt es folgende Empfehlungen aus der Aromatherapie. Wenn du vorhin die Beobachtungsübung gemacht hast, welche Emotionen gerade bei dir präsent sind, such jetzt in der folgenden Tabelle die entsprechende Emotion und such dir ein dazu passendes ätherisches Öl aus, das dich emotional unterstützen kann:

ÄTHERISCHES ÖL	NEGATIVE EMOTION	POSITIVE EMOTION
Basilikum	müde, abhängig, erschöpft	erneuert, ausgeruht
Bergamotte	selbstverurteilend, unsicher, ungeliebt	Selbstakzeptanz, zuversichtlich
Cilantro	kontrollierend, besorgt	befreit, bereit, achtsam
Copaiba	schuldig, angewidert, bedauernd, hassend	vergebend, bewundernd
Douglasie	in alten negativen Mustern gefangen, bereuend, betrübt	weise, respektvoll
Eukalyptus	erschöpft, mutlos, besiegt, enttäuscht	kraftvoll, mutig, siegessicher
Fenchel	unverantwortlich, appetitlos	verantwortlich, gesättigt, im Einklang
Gewürznelke	Selbstverrat, schlechte Abgrenzung, gereizt	ermächtigt, klare gesunde Abgrenzung, geschützt, achtsam
Grapefruit	sich für den Körper schämen, zwanghaft	Akzeptanz für den Körper, Respekt für den Körper, nicht anhaftend
Grüne Minze	ängstlich, stumm	klar, zuversichtlich
Immortelle	traumatisiert, verwundet, hoffnungslos	unversehrt, mutig, hoffnungsvoll

Ingwer	beschuldigend, anklagend, kraftlos	ermächtigt, fähig, verantwortlich
Jasmin	sexsüchtig, missbraucht, gelangweilt	Intimität, sexy, bewundernd
Kardamom	wütend, aggressiv, respektlos, streitlustig	objektiv, gesunde Selbstkontrolle, respektvoll
Koriander	zu kontrolliert, illoyal	integer, loyal, ehrlich zu sich selbst, innere Führung
Lavendel	sprachlos, nicht gesehen, eng	ausdrucksstark, gesehen, ruhig, gelassen
Limette	desinteressiert, verzweifelt, resigniert, apathisch	mutig, entschlossen, interessiert, dankbar
Majoran	isoliert, zurückgewiesen, misstrauisch	verbunden, liebend
Mandarine	überlastet, überarbeitet, erstickt	heiter, spontan, kreativ
Muskatellersalbei	verwirrt, limitiert, blockiert	klar, intuitiv, einfallsreich, visionär
Myrrhe	misstrauisch, bodenlos, unsicher, ungepflegt	sicher, geerdet, vertraut, gepflegt
Narde	undankbar, Opferrolle, wiederstrebend	dankbar, einsichtig
Neroli	unerfüllt, ärgerlich, distanziert	erfüllt, froh, innig
Orange	Mangel, ernst, starr	reichlich, lustig, verspielt
Oregano	rechthaberisch, streitlustig	zufrieden, bereit
Patchouli	besessen, getrennt, Scham	Mäßigung, ausgeglichen, gutes Körpergefühl
Petitgrain	unehrenhaft	wegweisend, ehrenhaft

Pfefferminze	schweres Herz, pessimistisch, niedergeschlagen	optimistisch, erleichtert
Pinker Pfeffer	vergleichend, verurteilend, verzerrte Selbstansicht	gleichberechtigt, mitfühlend, Selbstakzeptanz, barmherzig
Römische Kamille	zwecklos, richtungslos, verunsichert	zielgerichtet, geführt, sicher, friedlich
Rose	ungeliebt, verwundet, entmutigt, abgelehnt	geliebt, mitfühlend, unversehrt
Rosengeranie	misstrauisch, traurig, enttäuscht	vertrauend, verliebt, tolerant, mitfühlend
Rosmarin	verwirrt, zerstreut, ignorant, uneinsichtig, unsicher	mental klar, fokussiert, konzentriert, sicher, versöhnlich
Sandelholz	materialistisch, abgelenkt, zu abgehoben	hingebungsvoll, spirituell
Schwarzer Pfeffer	oberflächlich, Selbsttäuschung, Selbstbetrug	ehrlich, authentisch, mutig
Schwarzfichte	Stress	beruhigt
Sibirische Tanne	bedauernd, Verlustangst, sich über sich selbst ärgern	zielgerichtet, weise, produktiv
Teebaum	zu nahbar, verstrickt, zu sehr eingebunden, Selbstverrat	gesunde Abgrenzung, respektvolle Verbindung, auf gute Art belastbar
Thymian	unversöhnlich, intolerant, wütend, ärgerlich	versöhnlich, tolerant, geduldig, verständnisvoll
Vetiver	verstreut, nicht geerdet	zentriert, geerdet, präsent
Wacholderbeere	erschrocken, ängstlich	geschützt, mutig
Weihrauch	betrogen, spirituell nicht verbunden	weise, spirituell verbunden

Wintergrün	zu kontrolliert	selbstständig, tiefes Vertrauen, verbunden sein mit dem Höheren Selbst
Ylang-Ylang	traurig, freudlos, zu analytisch	frei, verspielt, intuitiv
Zedernholz	getrennt, distanziert, einsam	verbunden, zugehörig, sozial
Zimt	zurückgewiesen, sexuell unterdrückt, eifersüchtig	attraktiv, intim, integer, akzeptiert, zugehörig
Zitrone	unkonzentriert, müde	konzentriert, wach
Zitronengras	lethargisch, verzweifelt, klammernd	klar, einfach, nicht anhaftend
Zypresse	starr, perfektionistisch, kontrollierend	vertrauensvoll, fließend, anpassungsfähig

Tabelle 1: Ätherische Öle und Emotionen

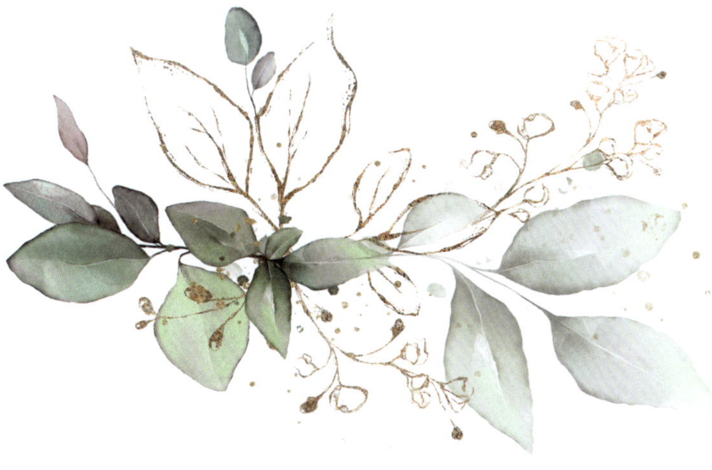

Ätherische Öle, die beim Aroma-Yoga angewendet werden

Die Auswahl der ätherischen Öle, die wir beim Aroma-Yoga verwenden, habe ich so gestaltet, dass es Einzelöle sind, die preislich erschwinglich sind und den größten Nutzen für die Wirkung für das jeweilige Thema haben, das wir beim Üben der Sequenzen bearbeiten. Ich stelle hier nur die ätherischen Öle bzw. Pflanzen vor, die ich zum Üben empfehle. Es ist keine vollzählige Auflistung aller ätherischen Öle, die auf dem Weltmarkt verfügbar sind. Dennoch musste ich eine Auswahl treffen. Die Reihenfolge ist alphabethisch und stellt keine Bewertung dar. Bedenke, dass Pflanzen auch bei jedem Menschen etwas anders wirken können.

Ich verzichte hier auf die Beschreibung der chemischen Zusammensetzung der Pflanzen, gebe aber einen Einblick in die Anwendungsschwerpunkte. Auch hier habe ich mich auf die bekannten, wichtigsten Schwerpunkte beschränkt und erhebe keinen Anspruch auf Vollständigkeit. Dies ist ein Yogabuch, und ich konzentriere mich auf den Nutzen für die Yogapraxis der Übungsreihen in diesem Buch.

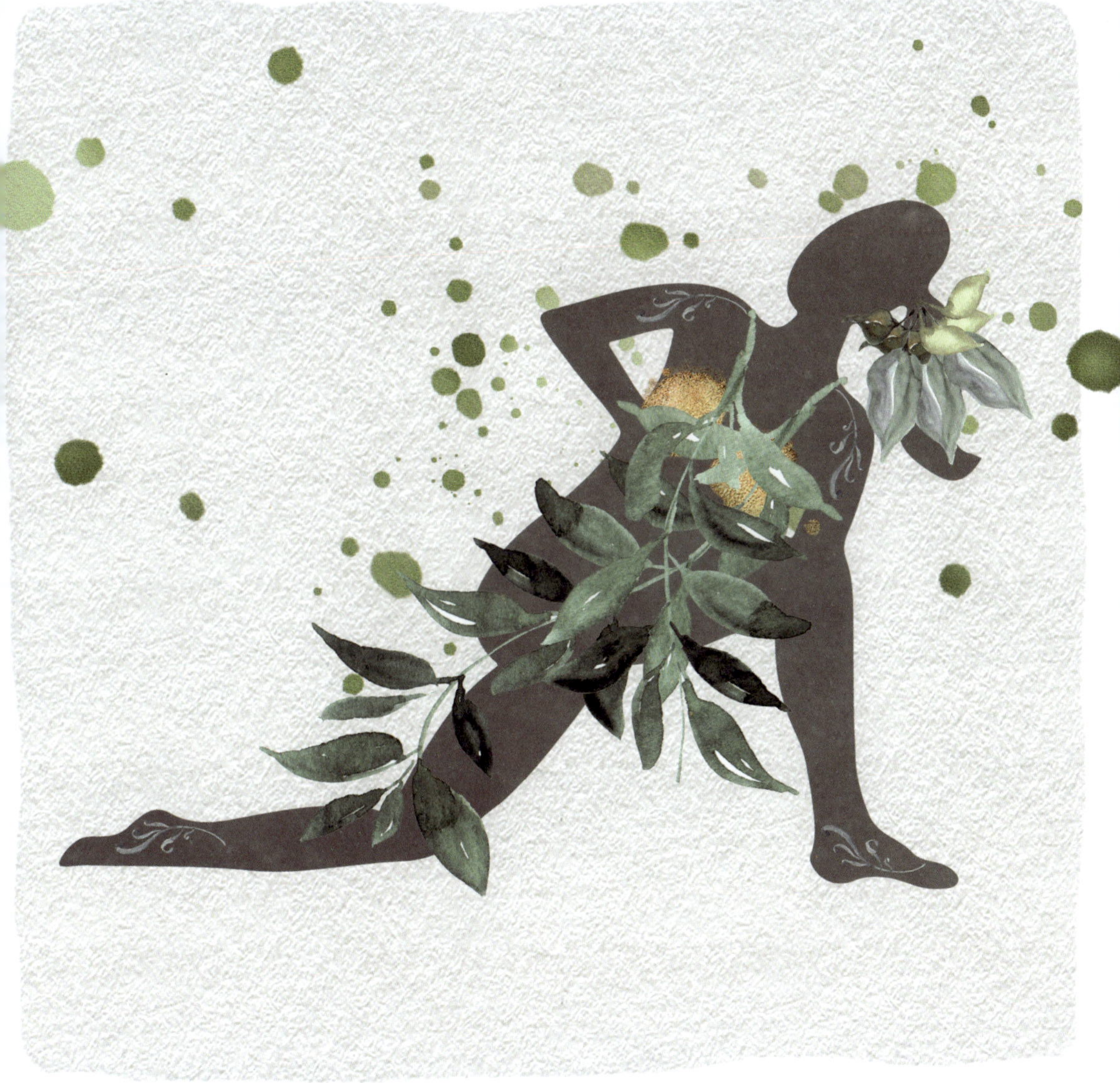

Überblick über die Einzelöle im Aroma-Yoga

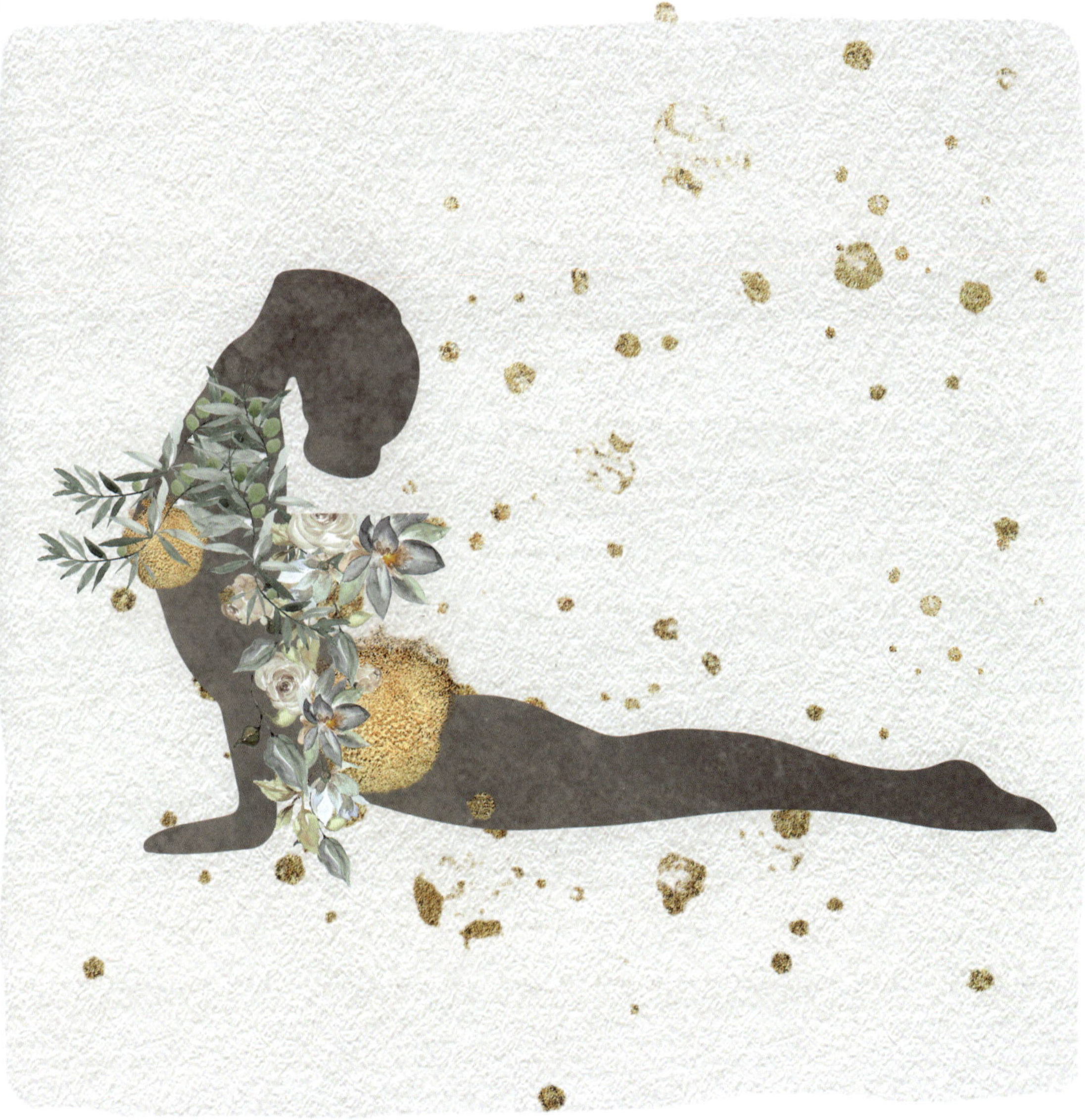

Basilikum – das Öl der Erneuerung

Botanischer Name: *Ocimum basilicum*

Anwendungsschwerpunkte im Aroma-Yoga: zu enge Bronchien, chronische Ermüdung, Krämpfe, Ohrenschmerzen, steife Schultern, mentale Erschöpfung; regt die Schweißbildung an

Anwendungsmethoden: und

Betroffene Körpersysteme: Herz-Kreislauf-System, Muskeln und Knochen

Aromatischer Einfluss: unterstützt den Geist dabei, sich zu erneuern; verleiht dem Körper Energie; unterstützt die Seele dabei, Hoffnung zu erneuern

Sicherheit: Nicht in der Schwangerschaft anwenden; vorher auf der Haut testen.

Mischt sich gut mit Bergamotte, Immortelle, Lavendel, Majoran, Pfefferminze, Wintergrün, Zitronengrass, Zypresse

Duftnote: Kopf- und Herznote

Duft: kräuterig, würzig, kampferartig, lebendig

Chakra: Wurzel-, Nabel- und Stirnchakra

Element: Holz

Sternzeichen: Zwillinge, Waage

Aroma-Yoga: Für einen klaren Kopf

Bergamotte – das Öl der Selbstannahme

Botanischer Name: *Citrus bergamia*

Anwendungsschwerpunkte im Aroma-Yoga: Gelenke; Beruhigung, Depression, emotionaler Stress, Umgebungsstress, mentaler Stress, Infektion, Leistungsdruck, körperliche Belastung, PMS

Anwendungsmethoden:  und 

Betroffene Körpersysteme: Verdauungssystem, Emotionen, Haut

Aromatischer Einfluss: mindert Angstgefühle, schlechte Stimmung, Stress und Spannungen; wirkt belebend und erfrischend; schafft eine friedliche Umgebung; stärkt die Selbstsicherheit

Sicherheit: Wirkt fotosensibilisierend.

Mischt sich gut mit Eukalyptus, Lavendel, Rosengeranie, Ylang-Ylang, Zitrone, Zypresse

Duftnote: Kopfnote

Duft: lieblich, lebendig, zitrusartig, fruchtig

Chakra: Nabel- und Kronenchakra

Element: Wasser

Sternzeichen: Widder, Jungfrau

Aroma-Yoga: Für bessere Atmung; bei Menstruationsbeschwerden; für besseren Schlaf

Cilantro (Korianderblätter) – das Öl zur Lösung der Kontrolle

Botanischer Name: *Coriandrum sativum*

Anwendungsschwerpunkte im Aroma-Yoga: Kopfschmerzen, Angstgefühle; unterstützt die Leber, wirkt als Antioxidans, Detox

Anwendungsmethoden: und

Betroffene Körpersysteme: Verdauungssystem, Haut

Aromatischer Einfluss: mindert Angstgefühle; wirkt belebend; befreit von negativen Emotionen; unterstützt dabei, destruktive Muster zu lösen

Sicherheit: Vorher auf der Haut testen; nicht an offenen Hautstellen auftragen.

Mischt sich gut mit Limette, Zitrone

Duftnote: Herznote

Duft: kräuterig, zitronig, frisch

Chakra: Nabelchakra

Element: Metall

Sternzeichen: Wassermann

Aroma-Yoga: Zum Detoxen

Copaiba – das Öl der Enthüllung

Botanischer Name: *Copaifera officinalis*

Anwendungsschwerpunkte im Aroma-Yoga: Angstzustände, Entzündung, Muskelschmerzen, Stress, Steifigkeit, schlechte Durchblutung; wirkt als Antioxidans

Anwendungsmethoden: und

Betroffene Körpersysteme: Herz-Kreislauf-System, Atemwege, Nervensystem, Muskeln, Knochen, Haut, Emotionen

Aromatischer Einfluss: hilft, die Stimmung zu heben; hebt nervöse Spannungen auf

Sicherheit: Vorher auf der Haut testen.

Mischt sich gut mit Jasmin, Muskatellersalbei, Rose, Ylang-Ylang, Zedernholz, Zimt, Zitrusölen

Duftnote: Basisnote

Duft: weich, balsamisch, süß

Chakra: Wurzel-, Herz- und Stirnchakra

Element: Holz, Erde

Sternzeichen: Jungfrau, Waage

Aroma-Yoga: Gegen Stress; zur Stärkung der Abwehrkräfte

Douglasie – das Öl der Generationenweisheit

Botanischer Name: *Pseudotsuga menziesii*

Anwendungsschwerpunkte im Aroma-Yoga: Bronchien; Verstopfung, Infekt, Entzündungen; Fokussierung

Anwendungsmethoden: und

Betroffene Körpersysteme: Atemwege, Muskeln, Knochen

Aromatischer Einfluss: erdend und festigend; fördert Konzentration; gleicht Gefühle aus; regt den Geist an, während sich der Körper entspannt

Sicherheit: Vorher auf der Haut testen.

Mischt sich gut mit Eukalyptus, Lavendel, Orange, Sandelholz, Wacholder, Weihrauch, Zedernholz, Zitrone

Duftnote: Herznote

Duft: frisch, holzig, erdig, lieblich

Chakra: Wurzel-, Herz- und Halschakra

Element: Holz, Metall, Erde

Sternzeichen: Schütze

Aroma-Yoga: Für einen klaren Kopf

Eukalyptus – das Öl des Wohlbefindens

Botanischer Name: *Eucalyptus radiata*

Anwendungsschwerpunkte im Aroma-Yoga: Bronchien; Ausgleich der Chakren, Muskelkater, Muskelschmerzen, Entzündungen, Jetlag, Burn-out; kühlend, schleimlösend

Anwendungsmethoden: und

Betroffene Körpersysteme: Atemwege, Haut, Muskeln

Aromatischer Einfluss: erfrischend; ausgleichend auf die Emotionen; Ermutigung; beruhigt die Seele

Sicherheit: Nicht bei Kindern unter 3 Jahren anwenden.

Mischt sich gut mit Lavendel, Melisse, Rosengeranie, Sandelholz, Thymian, Wacholderbeere, Zitrone, Zitronengras

Duftnote: Herznote

Duft: leicht kampferartig, lieblich, süß

Chakra: alle Chakren

Element: Holz, Metall

Sternzeichen: Fische, Widder

Aroma-Yoga: Für bessere Atmung

Fenchel – das Öl der Verantwortlichkeit

Botanischer Name: *Foeniculum vulgare*

Anwendungsschwerpunkte im Aroma-Yoga: hormonelles Gleichgewicht, Verdauung; Blähungen, Förderung der Bauchspeicheldrüse; entgiftend für das Gewebe, revitalisierend für die Haut

Anwendungsmethoden: und

Betroffene Körpersysteme: Verdauungssystem, Hormonhaushalt

Aromatischer Einfluss: reinigend; steigert Lebendigkeit und Mut im Herzen; hilft, Verbindung zum inneren Selbst herzustellen

Sicherheit: Nicht anwenden bei Schwangerschaft.

Mischt sich gut mit Basilikum, Lavendel, Rosmarin, Rosengeranie, Sandelholz, Zitrone

Duftnote: Kopf-Herz-Note

Duft: lieblich, leicht würzig, lakritzartig

Chakra: Sakralchakra

Element: Erde

Sternzeichen: Krebs, Jungfrau

Aroma-Yoga: Für die Verdauung

Gewürznelke – das Öl der Abgrenzung

Botanischer Name: *Eugenia caryophyllata*

Anwendungsschwerpunkte im Aroma-Yoga: Hormonhaushalt, Leber, Gedächtnis, Stoffwechsel, Gelenke; bei Süchten, Hefepilzinfektionen, Muskelkater, viralen Infektionen; Antioxidans

Anwendungsmethoden: und

Betroffene Körpersysteme: Herz-Kreislauf-System, Verdauungssystem, Immunsystem, Atemwege

Aromatischer Einfluss: kann die Heilung beeinflussen; kann Erinnerungen wachrufen; mental anregend; Gefühl des Schutzes und Mutes fördernd; hilft, gesunde Grenzen in Beziehungen aufzubauen

Sicherheit: Vorher auf der Haut testen; nicht in der Schwangerschaft anwenden.

Mischt sich gut mit Basilikum, Bergamotte, Grapefruit, Lavendel, Muskatellersalbei, Orange, Pfefferminze, Pinkem Pfeffer, Rose, Rosmarin, Ylang-Ylang, Zimt, Zitrone

Duftnote: Herz-Basis-Note

Duft: würzig, warm, holzig, intensiv

Chakra: Sakral-, Nabel-, Stirn- und Kronenchakra

Element: Metall

Sternzeichen: Fische, Stier

Aroma-Yoga: Zum Detoxen

Grapefruit – das Öl der Körperehrung

Botanischer Name: *Citrus paradisi*

Anwendungsschwerpunkte im Aroma-Yoga: Lymphe; Cellulitis, trockener Hals, mentaler Stress, Leistungsdruck, PMS; Appetitzügler, Detox

Anwendungsmethoden: und

Betroffene Körpersysteme: Herz-Kreislauf-System, Verdauungssystem, Immunsystem, Atemwege

Aromatischer Einfluss: gleicht aus, regt aber auch den Geist an; lindert Angstgefühle; unterstützt den Körper dabei, anzunehmen

Sicherheit: Wirkt fotosensibilisierend.

Mischt sich gut mit Basilikum, Bergamotte, Lavendel, Pfefferminze, Pinkem Pfeffer, Rosengeranie, Rosmarin, Weihrauch, Ylang-Ylang, Zypresse

Duftnote: Kopfnote

Duft: frisch, bitter, zitrusartig

Chakra: Sakral-, Herz- und Kronenchakra

Element: Holz

Sternzeichen: Zwilling, Jungfrau

Aroma-Yoga: Für ein starkes Herz; zum Detoxen

Grüne Minze – das Öl der bewussten Sprache

Botanischer Name: *Mentha spicata*

Anwendungsschwerpunkte im Aroma-Yoga: Verdauung, Stoffwechsel, Bronchien, Gleichgewicht, Menstruation, Wohlbefinden; mentaler Stress, Kopfschmerzen, Übelkeit; appetitanregend

Anwendungsmethoden: und

Betroffene Körpersysteme: Verdauungssystem, Emotionen

Aromatischer Einfluss: Lösen emotionaler Blockaden; Gefühl der Ausgeglichenheit wecken; wirkt stimmungsaufhellend; lindert geistige Ermüdung

Sicherheit: Nicht in der Schwangerschaft anwenden; nicht bei Kindern unter 3 Jahren.

Mischt sich gut mit Basilikum, Lavendel, Pfefferminze, Rosmarin, Rosengeranie

Duftnote: Kopfnote

Duft: minzig, leicht fruchtig, etwas schwerer als Pfefferminze

Chakra: Herz- und Halschakra

Element: Wasser, Feuer

Sternzeichen: Skorpion

Aroma-Yoga: Für bessere Atmung; in der Schwangerschaft

Immortelle – das Öl gegen Schmerzen

Botanischer Name: *Helichrysum italicum*

Anwendungsschwerpunkte im Aroma-Yoga: Knochen, Ohren, Gallenblase, Leber, Lymphe; Ischiasbeschwerden, Schock, Sonnenschutz, geschwollene Augen, Geschmacksverlust, Tennisarm, Gewebeschmerzen, Sucht; reinigend, Detox

Anwendungsmethoden: und

Betroffene Körpersysteme: Herz-Kreislauf-System, Muskeln und Knochen

Aromatischer Einfluss: anregend auf das Unterbewusstsein; lindert Aggression und Wut; unterstützt bei tiefen emotionalen Schmerzen; Wiederherstellung der Liebe zum Leben

Sicherheit: –

Mischt sich gut mit Gewürzölen (z. B. Zimt oder Nelke), Lavendel, Muskatellersalbei, Rosengeranie, Zitrusölen

Duftnote: Herznote

Duft: reich, lieblich, fruchtig, süß

Chakra: Sakral-, Herz- und Kronenchakra

Element: Feuer, Erde

Sternzeichen: Zwilling

Aroma-Yoga: Für einen klaren Kopf

Ingwer – das Öl der Selbstermächtigung

Botanischer Name: *Zingiber officinale*

Anwendungsschwerpunkte im Aroma-Yoga: Gelenke, Darm; Durchfall, Blähungen, verminderte Libido, Schwangerschaftsübelkeit, Übelkeit, Beckenschmerzen

Anwendungsmethoden: und

Betroffene Körpersysteme: Verdauungs- und Nervensystem

Aromatischer Einfluss: körperliche Energie steigernd; macht Mut; Liebe steigernd; bringt dich in den Moment

Sicherheit: Wirkt fotosensibilisierend (für 3–6 Stunden direkte UV-Strahlung meiden).

Mischt sich gut mit Eukalyptus, allen Gewürzölen (z. B. Zimt oder Nelke), Rosengeranie, Rosmarin, Weihrauch, allen Zitrusölen

Duftnote: Herznote

Duft: würzig, holzig, warm, scharf

Chakra: Wurzel-, Sakral-, Nabel- und Herzchakra

Element: Feuer, Metall

Sternzeichen: Skorpion, Schütze

Aroma-Yoga: Für die Verdauung

Jasmin – das Öl der sexuellen Reinheit und der Balance

Botanischer Name: *Jasminum officinale*

Anwendungsschwerpunkte im Aroma-Yoga: rauhe Stimme, rote Augen, empfindliche Haut, PMS, verminderte Libido, Nervosität

Anwendungsmethoden: und

Betroffene Körpersysteme: Emotionen, Hormonhaushalt

Aromatischer Einfluss: hebt die Stimmung; fördert Intuition und Weisheit; fördert starke, inspirierende Beziehungen; unterstützt romantische Gefühle; öffnet das Herz

Sicherheit: –

Mischt sich gut mit Bergamotte, Grüner Minze, Immortelle, Orange, Rose, Rosengeranie, Sandelholz, Weihrauch, Zitronengras

Duftnote: Basisnote

Duft: lieblich, blumig, intensiv

Chakra: Sakral-, Herz-, Stirn- und Kronenchakra

Element: Metall

Sternzeichen: Krebs, Skorpion

Aroma-Yoga: Für ein starkes Herz

Kardamom – das Öl der Objektivität

Botanischer Name: *Elettaria cardamomum*

Anwendungsschwerpunkte im Aroma-Yoga: Atemwege, Nieren, Lunge; Husten, Kopfschmerzen, Entzündungen, Muskelschmerzen, Übelkeit; verdauungsfördernd, wärmend, regt den Blutfluss an

Anwendungsmethoden: und

Betroffene Körpersysteme: Verdauungssystem, Atemwege

Aromatischer Einfluss: anregend; kann hilfreich sein, um klar zu werden im Geist

Sicherheit: –

Mischt sich gut mit Bergamotte, Gewürznelke, Orange, Rose, Ylang-Ylang, Zimt, Zedernholz

Duftnote: Herznote

Duft: süßlich, würzig, balsamisch, leicht blumig

Chakra: Sakral-, Nabel- und Kronenchakra

Element: Feuer

Sternzeichen: Steinbock

Aroma-Yoga: Für einen klaren Kopf

Koriander (aus dem Samen) – das Öl der Loyalität

Botanischer Name: Coriandrum sativum

Anwendungsschwerpunkte im Aroma-Yoga: Knorpel, Bauchspeicheldrüse, Verdauung, Muskeltonus, Menstruation; Muskelschmerzen, Essstörungen; stabilisiert den Blutzucker, Detox

Anwendungsmethoden: und

Betroffene Körpersysteme: Verdauungssystem, Muskeln, Hormonhaushalt

Aromatischer Einfluss: anregend, aber auch beruhigend bei Angst, Schock oder Reizbarkeit; löst den Wunsch, auf immer recht haben zu wollen; hilft, sich selbst treu zu sein

Sicherheit: Sparsam verwenden, kann bei zu hoher Dosierung betäubend wirken.

Mischt sich gut mit Bergamotte, allen Gewürzölen (z. B. Zimt oder Nelke), Ingwer, Muskatellersalbei, Sandelholz, Zimt, Zypresse

Duftnote: Herznote

Duft: holzig, würzig, lieblich

Chakra: Sakral- und Nabelchakra

Element: Erde

Sternzeichen: Steinbock

Aroma-Yoga: Zum Detoxen

Lavendel – das Öl der Kommunikation

Botanischer Name: *Lavandula angustifolia*

Anwendungsschwerpunkte im Aroma-Yoga: Schwangerschaft; Angstzustände, Schlaflosigkeit, Stress, Depression, Burn-out, Erschöpfung, Kopfschmerzen; Entzündungshemmer, beruhigend

Anwendungsmethoden: und

Betroffene Körpersysteme: Herz-Kreislauf-System, Emotionen, Nervensystem, Haut

Aromatischer Einfluss: fördert Bewusstsein; Liebe, Frieden, Wohlbefinden; Kreativität, Selbstausdruck

Sicherheit: –

Mischt sich gut mit allen Ölen

Duftnote: Herznote

Duft: blumig, lieblich, kräuterig, balsamisch

Chakra: alle Chakren, besonders Halschakra

Element: alle Elemente

Sternzeichen: Fische, Krebs

Aroma-Yoga: Für bessere Atmung; in der Schwangerschaft; für besseren Schlaf; für einen klaren Kopf

Limette – das Öl der Lebenslust

Botanischer Name: *Citrus aurantiifolia*

Anwendungsschwerpunkte im Aroma-Yoga: Verdauung, Hals, Lymphe, Erinnerungsvermögen, Atem; Infektionen, Angst, klares Denken; Energie erhöhen, Reinigung der Luft

Anwendungsmethoden: und

Betroffene Körpersysteme: Verdauungssystem, Immunsystem, Atemwege

Aromatischer Einfluss: erfrischt, muntert auf; bringt Liebe und Glück ins Herz zurück; hilft, Trauer und Schmerz loszulassen

Sicherheit: Wirkt fotosensibilisierend.

Mischt sich gut mit Lavendel, Muskatellersalbei, Rosmarin, anderen Zitrusölen

Duftnote: Kopfnote

Duft: lieblich, sauer, intensiv, lebhaft

Chakra: Sakral-, Herz-, Stirn- und Kronenchakra

Element: Wasser, Feuer

Sternzeichen: Wassermann

Aroma-Yoga: Für bessere Atmung; zur Stärkung der Abwehrkräfte

Majoran – das Öl der Verbindung und der Beziehung

Botanischer Name: *Origanum majorana*

Anwendungsschwerpunkte im Aroma-Yoga: Knorpel, Gelenke; Verstopfung, Krämpfe, körperlicher Stress, Steifigkeit, zu hohe Muskelspannung, Gewebeschmerzen; schleimlösend

Anwendungsmethoden: und

Betroffene Körpersysteme: Herz-Kreislauf-System, Muskeln, Knochen

Aromatischer Einfluss: fördert Frieden und Schlaf; emotionale Wunden lösen, um Beziehungen aufzubauen; hilft, uns und anderen wieder vertrauen können

Sicherheit: Nicht anwenden bei Schwangerschaft.

Mischt sich gut mit anderen Kräuterölen (z. B. Oregano oder Rosmarin), Lavendel, Muskatellersalbei, allen Zitrusölen

Duftnote: Herznote

Duft: kräuterig, „grün“, würzig

Chakra: Nabel-, Herz-, Hals-, Stirn- und Kronenchakra

Element: Erde, Metall

Sternzeichen: Widder

Aroma-Yoga: Für ein starkes Herz

Mandarine – das Öl des Jubels und der Kreativität

Botanischer Name: *Citrus reticulata*

Anwendungsschwerpunkte im Aroma-Yoga: Leber, Lymphe, Fettverbrennung; Cellulitis, Verdauungsbeschwerden, Schwindel, Angst, Blähungen, Schlaflosigkeit, Trauer, Stress; beruhigt, belebt, Detox

Anwendungsmethoden: und

Betroffene Körpersysteme: Emotionen, Haut, Immunsystem

Aromatischer Einfluss: Nerven besänftigend; kann Trauer, Ärger und Schock mildern; gut bei zu viel Verantwortung; hilft, zu hohen Druck abzubauen; fördert Kreativität

Sicherheit: Wirkt fotosensibilisierend

Mischt sich gut mit Basilikum, Bergamotte, Grapefruit, Lavendel, Muskatellersalbei, Orange, Rosengeranie, Römischer Kamille, Weihrauch, Zitrone

Duftnote: Kopfnote

Duft: frisch, lieblich, zitrusartig

Chakra: Sakral-, Nabel- und Herzchakra

Element: Holz

Sternzeichen: Schütze

Aroma-Yoga: In der Schwangerschaft

Muskatellersalbei – das Öl der Klarheit und der Vision

Botanischer Name: *Salvia sclarea*

Anwendungsschwerpunkte im Aroma-Yoga: Augen, Östrogenhaushalt, Hormonhaushalt, Menopause; Krämpfe, emotionaler Stress, verminderte Libido, Hitzewallungen, Schlaflosigkeit, Stimmungsschwankungen, PMS

Anwendungsmethoden: und

Betroffene Körpersysteme: Hormonhaushalt

Aromatischer Einfluss: Harmonie; neue Ideen und Perspektiven finden; spirituelle Gaben entwickeln; mehr Intimität zulassen

Sicherheit: Nicht anwenden bei Schwangerschaft; nicht für Kleinkinder; keinen Alkohol dazu trinken.

Mischt sich gut mit Bergamotte, Rosengeranie, Sandelholz, Zitrusölen, Zypresse

Duftnote: Herz-Basis-Note

Duft: kräuterig, würzig, heuartig, intensiv

Chakra: Sakral-, Nabel- und Stirnchakra

Element: Feuer, Wasser

Sternzeichen: Zwilling, Skorpion

Aroma-Yoga: Bei Menstruationsbeschwerden

Myrrhe – das Öl der Mutter Erde

Botanischer Name: *Commiphora myrrha*

Anwendungsschwerpunkte im Aroma-Yoga: Atmung, Haut; Verstopfung, Infektionen, Entzündungen, Gleichgewicht der Schilddrüse

Anwendungsmethoden: und

Betroffene Körpersysteme: Hormonhaushalt, Immun- und Nervensystem, Haut

Aromatischer Einfluss: regt an und fördert Bewusstsein; Konflikte ausgleichen; Beziehungen heilen; Mutter-Kind-Beziehung unterstützen; Meditation vertiefen

Sicherheit: nicht anwenden bei Schwangerschaft

Mischt sich gut mit allen Gewürzölen (z. B. Zimt oder Nelke), Lavendel, Sandelholz, Weihrauch

Duftnote: Basisnote

Duft: warm, erdig, balsamisch, harzig

Chakra: Wurzel- und Kronenchakra

Element: Holz, Erde

Sternzeichen: Fische, Jungfrau

Aroma-Yoga: Bei Menstruationsbeschwerden

Narde – das Öl der Dankbarkeit

Botanischer Name: *Nardostachys jatamansi*

Anwendungsschwerpunkte im Aroma-Yoga: Haut; Schlaflosigkeit, Nervosität

Anwendungsmethoden:  und 

Betroffene Körpersysteme: Emotionen, Haut

Aromatischer Einfluss: ausgleichend, beruhigend; harmonisierend; Unterstützung beim Übergang in verschiedene Lebensphasen; Unterstützung bei persönlicher Weiterentwicklung; Stärkung der Intuition; Öffnung des Dritten Auges

Sicherheit: –

Mischt sich gut mit Lavendel, Patchouli, Nadelbaumölen, Vetiver

Duftnote: Basisnote

Duft: schwer, erdig, „tierisch“

Chakra: Wurzel- und Kronenchakra

Element: Erde

Sternzeichen: Waage

Aroma-Yoga: In der Schwangerschaft

Neroli (Orangenblüte) – das Öl der Partnerschaft und der gemeinsamen Ziele

Botanischer Name: *Citrus aurantium*

Anwendungsschwerpunkte im Aroma-Yoga: Entspannung; Angstzustände, Stress, Schlaflosigkeit, Durchfall, PMS, Herzrasen; Förderung des Zellwachstums

Anwendungsmethoden: und

Betroffene Körpersysteme: Emotionen, Haut, Verdauungssystem

Aromatischer Einfluss: stark beruhigend auf Körper und Geist; Stabilisierung auf emotionaler Ebene; fördert Hoffnung, Selbstvertrauen, Mut, Freude, Frieden und Sinnlichkeit

Sicherheit: Bei Schwangerschaft Rücksprache mit dem Arzt halten.

Mischt sich gut mit Jasmin, Lavendel, Rose, Rosengeranie, Sandelholz, Zedernholz, Zitrone

Duftnote: Herznote

Duft: blumig, zart, leicht bitter

Chakra: Herz-, Sakral- und Kronenchakra

Element: Feuer

Sternzeichen: Löwe, Waage

Aroma-Yoga: Bei Menstruationsbeschwerden; für besseren Schlaf

Orange – das Öl der Fülle und des Reichtums

Botanischer Name: *Citrus sinensis*

Anwendungsschwerpunkte im Aroma-Yoga: Angstzustände, Nervosität, träge Verdauung, Schlaflosigkeit, Sucht

Anwendungsmethoden: und

Betroffene Körpersysteme: Verdauungs- und Immunsystem, Emotionen, Haut

Aromatischer Einfluss: beruhigt und belebt Körper und Geist; schenkt Glück und Lebensfreue; Gefühle der Fülle in sämtlichen Lebensbereichen; Erinnerung der Seele an universelles, reines Glück *(Ananda)*

Sicherheit: Wirkt fotosensibilisierend.

Mischt sich gut mit Lavendel, Rosengeranie, Rosmarin, Weihrauch, Zimt

Duftnote: Kopfnote

Duft: zitrusartig, fruchtig, lieblich

Chakra: Sakral-, Herz- und Kronenchakra

Element: Holz

Sternzeichen: Fische

Aroma-Yoga: Für ein starkes Herz; für besseren Schlaf

Oregano – das Öl der Demut und der Befreiung von Anhänglichkeit

Botanischer Name: *Origanum vulgare*

Anwendungsschwerpunkte im Aroma-Yoga: Lunge; Immunsystem anregen, Muskelschmerzen, Infektionen, Schmerzen; wärmend

Anwendungsmethoden: und

Betroffene Körpersysteme: Immunsystem, Atemwege, Muskeln und Knochen

Aromatischer Einfluss: stärkt das Gefühl der Sicherheit; löst Sturheit auf; unerwünschte Glaubensmuster auflösen; Selbstsabotage erkennen und ändern

Sicherheit: Sehr stark verdünnen; vorher auf der Haut testen.

Mischt sich gut mit Basilikum, Fenchel, Rosengeranie, Rosmarin, Thymian, Zitronengras

Duftnote: Herznote

Duft: kräuterig, scharf

Chakra: Sakral-, Herz- und Halschakra

Element: Metall, Erde, Feuer

Sternzeichen: Löwe

Aroma-Yoga: Zut Stärkung der Abwehrkräfte

Patchouli – das Öl der Körperlichkeit

Botanischer Name: *Pogostemon cablin*

Anwendungsschwerpunkte im Aroma-Yoga: Magen, Gehirn; Kopfschmerzen, Übelkeit, Durchfall, verminderte Libido, Sucht; Stabilisierung des zentralen Nervensystems, harntreibend, adstringierend, anregend, tonisierend

Anwendungsmethoden: und

Betroffene Körpersysteme: Haut, Nervensystem

Aromatischer Einfluss: besänftigend, entspannend; kann sexuell anregend wirken; mystische Stimmung erzeugend; Kommunikation zwischen Herz und Körper verbessern; Schönheit in der Welt und in uns erkennen; gesunde Verbindung zum Leben

Sicherheit: –

Mischt sich gut mit Bergamotte, Ingwer, Lavendel, Muskatellersalbei, Myrrhe, Rosengeranie, Sandelholz, Weihrauch, Zitronengras

Duftnote: Basisnote

Duft: kräuterig, erdig, balsamisch, „reich“, holzig, „orientalisch“

Chakra: Wurzel-, Sakral- und Herzchakra

Element: Feuer, Erde

Sternzeichen: Skorpion

Aroma-Yoga: Gegen Stress

Petitgrain – das Öl der Ahnen

Botanischer Name: *Citrus aurantium*

Anwendungsschwerpunkte im Aroma-Yoga: Verdauung; Depression, Fokussierung, Stress, Krämpfe, Ermüdung, Schlaflosigkeit; Immunsystem stärken, belebend

Anwendungsmethoden: und

Betroffene Körpersysteme: Emotionen, Immunsystem

Aromatischer Einfluss: belebt die Sinne; schafft Klarheit; fördert das Gedächtnis; macht das Herz leichter; fördert positive Gedanken, Freude am Leben

Sicherheit: Vorher auf der Haut testen.

Mischt sich gut mit Bergamotte, Jasmin, Lavendel, Muskatellersalbei, Nelke, Orange, Rosengeranie, Rosmarin

Duftnote: Kopfnote

Duft: leicht holzig, zitronig, blumig

Chakra: Sakral- und Herzchakra

Element: Holz

Sternzeichen: Fische

Aroma-Yoga: Zur Stärkung der Abwehrkräfte

Pfefferminze – das Öl des lebhaften Herzens

Botanischer Name: *Mentha* x *piperita*

Anwendungsschwerpunkte im Aroma-Yoga: Aufmerksamkeit, Atmung, Erinnerungsvermögen, Hals, Gehirn; Allergien, Kopfschmerzen, Übelkeit, Jetlag, Burn-out; kühlend, Detox

Anwendungsmethoden: und

Betroffene Körpersysteme: Verdauungs- und Nervensystem, Muskeln, Atemwege

Aromatischer Einfluss: stimuliert das Bewusstsein; macht wach; wirkt leistungssteigernd; kühlt; minimiert Leistungsdruck; hilft, Traurigkeit zu überwinden

Sicherheit: Vorher auf der Haut testen; Vorsicht bei hohem Blutdruck; nicht für Kinder unter 3 Jahren.

Mischt sich gut mit Basilikum, Grapefruit, Lavendel, Pinkem Pfeffer, Rosmarin, Schwarzem Pfeffer, Teebaum, Wacholderbeere, Zimt, Zitrone, Zypresse

Duftnote: Herznote

Duft: minzig, frisch, intensiv

Chakra: alle Chakren

Element: Holz, Feuer, Wasser

Sternzeichen: Widder, Zwilling, Jungfrau, Waage

Aroma-Yoga: Für ein starkes Herz; für die Verdauung

Pinker Pfeffer – das Öl der inneren Gleichheit

Botanischer Name: *Schinus molle*

Anwendungsschwerpunkte im Aroma-Yoga: Gleichgewicht; Sucht, Verdauungsbeschwerden; Sauerstoffversorgung steigern, Hormonsystem anregen, Energie steigern, Muskeltonus verbessern

Anwendungsmethoden: und

Betroffene Körpersysteme: Verdauungs- und Nervensystem

Aromatischer Einfluss: hilft, nicht zu verurteilen

Sicherheit: Vorher auf der Haut testen.

Mischt sich gut mit Bergamotte, Copaiba, Rosengeranie, Schwarzem Pfeffer

Duftnote: Herznote

Duft: würzig, pfefferig, fruchtig, warm

Chakra: Sakral- und Nabelchakra

Element: Metall

Sternzeichen: Widder

Aroma-Yoga: Zur Stärkung der Abwehrkräfte

Römische Kamille – das Öl der spirituellen Absicht

Botanischer Name: *Chamaemelum nobile*

Anwendungsschwerpunkte im Aroma-Yoga: Menopause; Hyperaktivität, Schlaflosigkeit, Muskelkrämpfe, Ischiasbeschwerden, Schock; beruhigend

Anwendungsmethoden: und

Betroffene Körpersysteme: Emotionen, Nervensystem, Haut

Aromatischer Einfluss: entspannend, beruhigend; lindert emotionale Belastung; fördert Frieden und Geduld; hilft, den Sinn des Lebens zu entdecken; heilt ein gebrochenes Herz; hilft, den Selbstwert zu erkennen; fördert Zuversicht und Motivation zum Erfolg

Sicherheit: Vorher auf der Haut testen.

Mischt sich gut mit Lavendel, Muskatellersalbei, Rose, Rosengeranie

Duftnote: Herznote

Duft: lieblich, blumig

Chakra: Sakral-, Herz- und Halschakra

Element: Holz, Feuer

Sternzeichen: Wassermann

Aroma-Yoga: In der Schwangerschaft; für die Verdauung

Rose – das Öl der göttlichen Liebe

Botanischer Name: *Rosa* x *damascena*

Anwendungsschwerpunkte im Aroma-Yoga: Leber, Augen, Haut; Menstruationsbeschwerden, Kopfschmerzen, nervöse Spannungen, schlechter Kreislauf; aphrodisierend

Anwendungsmethoden: und

Betroffene Körpersysteme: Emotionen, Haut

Aromatischer Einfluss: belebt den Geist; steigert das Wohlbefinden; wirkt betörend; bringt spirituelle Heilung; hilft, göttliche Liebe wahrzunehmen; hilft, sich mit der Liebe zu verbinden; Meditation vertiefend; Mitgefühl und Nächstenliebe stärkend; Trost bringend

Sicherheit: –

Mischt sich gut mit Bergamotte, Fenchel, Gewürznelke, Jasmin, Lavendel, Muskatellersalbei, Myrrhe, Patchouli, Petitgrain, Rosengeranie, Vetiver, Weihrauch, Ylang-Ylang, Zedernholz, Zimt

Duftnote: Herz-Basis-Note

Duft: „reich“, blumig, sinnlich, „tief“, honigartig

Chakra: Herz- und Kronenchakra

Element: Wasser

Sternzeichen: Widder, Krebs

Aroma-Yoga: Für ein starkes Herz

Rosengeranie – das Öl der Liebe und des Vertrauens

Botanischer Name: *Pelargonium graveolens*

Anwendungsschwerpunkte im Aroma-Yoga: Menopause; Steifigkeit in der Wirbelsäule, Durchfall, Stress von außen, Schlaflosigkeit, Jetlag, verminderte Libido, Unterstützung der Bauchspeicheldrüse, Beckenschmerzen, körperlicher Stress, trockene Haut, Krampfadern, Falten; beruhigt, lindert Verspannungen der Brüste

Anwendungsmethoden: und

Betroffene Körpersysteme: Emotionen, Haut

Aromatischer Einfluss: negative Erinnerungen loslassen; inneren Frieden fördern; Linderung nervöser Spannungen; Emotionen ausgleichend; Wohlbefinden steigernd; Hoffnung fördernd

Sicherheit: Vorher auf der Haut testen.

Mischt sich gut mit allen Ölen

Duftnote: Herznote

Duft: lieblich, „grün“, blumig

Chakra: Nabel- und Herzchakra

Element: Feuer, Wasser

Sternzeichen: Widder, Krebs, Waage

Aroma-Yoga: Für ein starkes Herz; bei Menstruationsbeschwerden; für die Verdauung

Rosmarin – das Öl des Wissens und des Übergangs

Botanischer Name: *Rosmarinus officinalis*

Anwendungsschwerpunkte im Aroma-Yoga: Niere, Atemwege; Sucht, Cellulitis, Ermüdung, Kopfschmerzen, niedriger Blutdruck; wirkt als Antioxidans, Detox

Anwendungsmethoden: und

Betroffene Körpersysteme: Immunsystem, Atemwege, Nervensystem

Aromatischer Einfluss: regt die Erinnerung an; öffnet das Bewusstsein; unterstützt in Zeiten des Wandels; stärkt das Vertrauen; schenkt Trost

Sicherheit: Nicht in der Schwangerschaft anwenden; nicht bei hohem Blutdruck.

Mischt sich gut mit Basilikum, Eukalyptus, Grüner Minze, Lavendel, Majoran, Pfefferminze, Weihrauch, Zitrone

Duftnote: Herznote

Duft: kräuterig, kampferartig, „immergrün", intensiv

Chakra: Stirn- und Kronenchakra

Element: Erde, Metall

Sternzeichen: Steinbock, Wassermann, Löwe, Schütze

Aroma-Yoga: Für bessere Atmung; in der Schwangerschaft; zum Detoxen; für einen klaren Kopf

Sandelholz – das Öl der heiligen Hingabe

Botanischer Name: *Santalum album*

Anwendungsschwerpunkte im Aroma-Yoga: Knorpel, Hals, Zellfunktionen; Rückenschmerzen, Verwirrung, Erschöpfung, Furcht; aphrodisierend

Anwendungsmethoden: und

Betroffene Körpersysteme: Emotionen, Muskeln, Knochen, Nervensystem, Haut

Aromatischer Einfluss: beruhigt, harmonisiert; gleicht Emotionen aus; fördert tiefe Meditation; öffnet unsere Seele für gesunde Verbindungen; spirituelle Stärkung; Verbindung zum Höheren Selbst

Sicherheit: –

Mischt sich gut mit Myrrhe, Weihrauch, Ylang-Ylang, Zitrone, Zypresse

Duftnote: Basisnote

Duft: weich, lieblich, holzig, erdig, balsamisch, intensiv

Chakra: alle Chakren, besonders Stirnchakra

Element: Erde, Wasser

Sternzeichen: Stier, Krebs, Waage, Wassermann

Aroma-Yoga: Bei Menstruationsbeschwerden; für die Verdauung

Schwarzer Pfeffer – das Öl der Demaskierung

Botanischer Name: *Piper nigrum*

Anwendungsschwerpunkte im Aroma-Yoga: innere und äußere Balance; Sucht, Verdauungsbeschwerden; Sauerstoffversorgung steigern, Hormonsystem anregen, Energie steigern, Muskeltonus verbessern

Anwendungsmethoden: und

Betroffene Körpersysteme: Verdauungs- und Nervensystem

Aromatischer Einfluss: beruhigt und stimuliert; löst negatives Denken auf; Ermutigung zu neuen Denkweisen; hilft, Altes loszulassen und Neues zu empfangen

Sicherheit: Vorher auf der Haut testen.

Mischt sich gut mit Fenchel, allen Gewürzölen (z. B. Zimt oder Nelke), Lavendel, Majoran, Rosmarin, Sandelholz, Weihrauch

Duftnote: Herznote

Duft: würzig, scharf, moschusartig, warm

Chakra: Wurzel-, Nabel-, Stirn- und Kronenchakra

Element: Metall

Sternzeichen: Steinbock, Schütze

Aroma-Yoga: In der Schwangerschaft

Schwarzfichte – das Öl der Linderung

Botanischer Name: *Picea mariana*

Anwendungsschwerpunkte im Aroma-Yoga: Bronchien, Haut; Linderung nach körperlicher oder emotionaler Anstrengung

Anwendungsmethoden: und

Betroffene Körpersysteme: Emotionen, Haut

Aromatischer Einfluss: entspannt und lässt einen ruhig werden; hebt zugleich die Stimmung

Sicherheit: Vorher auf der Haut testen.

Mischt sich gut mit Lavendel, anderen Nadelbaumölen, Weihrauch

Duftnote: Herznote

Duft: balsamisch, „grün“, fruchtig, holzig

Chakra: Wurzel- und Herzchakra

Element: Holz, Wasser

Sternzeichen: Fische

Aroma-Yoga: Gegen Stress

Sibirische Tanne – das Öl des Alterns und der Perspektive

Botanischer Name: *Abies sibirica*

Anwendungsschwerpunkte im Aroma-Yoga: Bronchien, Knorpel; steife Schultern, Muskelermüdung; Entspannung, Detox, Energie steigern

Anwendungsmethoden: und

Betroffene Körpersysteme: Atemwege

Aromatischer Einfluss: erzeugt ein Gefühl der Erdung, Verankerung und Stärke; regt den Geist an und entspannt gleichzeitig den Körper

Sicherheit: Vorher auf der Haut testen.

Mischt sich gut mit Lavendel, Weihrauch

Duftnote: Herznote

Duft: frisch, holzig, erdig, lieblich

Chakra: Wurzel-, Hals- und Stirnchakra

Element: Holz

Sternzeichen: Waage

Aroma-Yoga: Zum Detoxen

Hinweis: Dieses Öl ist oft auch fälschlicherweise unter dem Namen „Sibirische Fichte“ im Handel.

Teebaum – das Öl der energetischen Abgrenzung

Botanischer Name: *Melaleuca alternifolia*

Anwendungsschwerpunkte im Aroma-Yoga: Haut, Hals, Ohren, Augen; Allergien, Infekte, Schock; gesunde emotionale Abgrenzung, körperliche und seelische Reinigung, Immunsystem anregen, regeneriert Gewebe

Anwendungsmethoden: und

Betroffene Körpersysteme: Haut, Immunsystem, Atemwege, Muskeln, Knochen

Aromatischer Einfluss: reinigt die Luft; hilft, gesunde Grenzen zu ziehen, bei sich bleiben zu können

Sicherheit: Vorher auf der Haut testen.

Mischt sich gut mit Eukalyptus, Lavendel, Rosmarin, Thymian, allen Zitrusölen, Zypresse

Duftnote: Herznote

Duft: frisch, holzig, erdig, kräuterig, „medizinisch“, intensiv

Chakra: Herz-, Hals- und Stirnchakra

Element: Metall, Wasser

Sternzeichen: Skorpion

Aroma-Yoga: Gegen Stress; zur Stärkung der Abwehrkräfte

Thymian – das Öl des Loslassens und der Vergebung

Botanischer Name: *Thymus vulgaris*

Anwendungsschwerpunkte im Aroma-Yoga: Gehirn, Bronchien, Lunge, Hals; Infektionen, Erkältung, Erschöpfung, Ischiasbeschwerden, Wut; Antioxidans

Anwendungsmethoden: und

Betroffene Körpersysteme: Immunsystem, Muskeln, Knochen

Aromatischer Einfluss: gibt Energie bei körperlicher Schwäche; Konzentration stärkend; belebt; hilft, alte tiefe Wut loszulassen; hilft, alte negative Gefühle zu verarbeiten

Sicherheit: Vorher auf der Haut testen; nicht in der Schwangerschaft anwenden; nicht für Kinder unter 6 Jahren.

Mischt sich gut mit Bergamotte, Oregano, Rosmarin, Teebaum

Duftnote: Herznote

Duft: frisch, „medizinisch“, kräuterig, intensiv

Chakra: Herz-, Hals- und Stirnchakra

Element: Metall

Sternzeichen: Steinbock

Aroma-Yoga: Zur Stärkung der Abwehrkräfte

Vetiver – das Öl der Zentrierung und der Abstammung

Botanischer Name: *Vetiveria zizanioides*

Anwendungsschwerpunkte im Aroma-Yoga: Gehirn; Hyperaktivität, Schlaflosigkeit, Krämpfe, Angst, Stress, Jetlag, Gleichgewicht; wärmend, beruhigend für die Nerven; Fokussierung

Anwendungsmethoden: und

Betroffene Körpersysteme: Emotionen, Hormonhaushalt, Nervensystem

Aromatischer Einfluss: stark erdend; stresslindernd; Ablenkungen ausblendend; hilft, bei sich zu bleiben; lässt erkennen, was zu tun ist; hilft, Prioritäten zu setzen; fördert gesunden Schlafzyklus

Sicherheit: Nicht in der Schwangerschaft anwenden.

Mischt sich gut mit Lavendel, Muskatellersalbei, Rose, Sandelholz, Ylang-Ylang

Duftnote: Basisnote

Duft: schwer, erdig, balsamisch, rauchig

Chakra: Wurzel- und Nabelchakra

Element: Erde, Wasser

Sternzeichen: Wassermann, Jungfrau

Aroma-Yoga: Für besseren Schlaf

Wacholderbeere – das Öl der Nacht

Botanischer Name: *Juniperus communis*

Anwendungsschwerpunkte im Aroma-Yoga: Blase, Niere; Sucht, Krämpfe; zur Entgiftung, anregend

Anwendungsmethoden: und

Betroffene Körpersysteme: Emotionen, Verdauungs- und Nervensystem

Aromatischer Einfluss: ruft ein Gefühl der Gesundheit, der Liebe und des Friedens hervor; steigert das spirituelle Bewusstsein; bei Existenzängsten; hilft, schwere Probleme angehen zu können; hilft, sich geschützt zu fühlen

Sicherheit: –

Mischt sich gut mit Bergamotte, Lavendel, Rosmarin, Rosengeranie, Teebaum, allen Zitrusölen, Zypresse

Duftnote: Herznote

Duft: leicht bitter, lieblich, balsamisch

Chakra: Nabel-, Stirn- und Kronenchakra

Element: Wasser

Sternzeichen: Steinbock, Fische, Waage

Aroma-Yoga: Zum Detoxen

Weihrauch – das Öl der Wahrheit

Botanischer Name: *Boswellia frereana* (und andere Arten)

Anwendungsschwerpunkte im Aroma-Yoga: Gehirn, Atmung, Hals, Leber, Gedächtnis; geistige Erschöpfung, Entzündungen, Verwirrung, Depression; Revitalisierung, Gleichgewicht, Immunsystem anregen, Nerven stärken, Verjüngung

Anwendungsmethoden:  und 

Betroffene Körpersysteme: Emotionen, Immun- und Nervensystem, Haut

Aromatischer Einfluss: energetisierend; verstärkend; hilft, den Fokus zu halten; lindert Ungeduld, Reizbarkeit und Rastlosigkeit; steigert spirituelles Bewusstsein; vertieft die Meditation; hilft, mentale Täuschung zu durchschauen; hilft, das Licht in uns zu sehen; Verbesserung der Intuition; fördert die Erinnerung an die universelle Liebe, an das Geliebtsein; hilft, die Beziehung zum Vater zu verbessern

Sicherheit: –

Mischt sich gut mit allen Ölen

Duftnote: Basisnote

Duft: reich, „tief", warm, balsamisch, lieblich, harzig

Chakra: Hals-, Herz-, Stirn- und Kronenchakra

Element: Feuer, Metall, Wasser

Sternzeichen: Krebs

Aroma-Yoga: Gegen Stress; zur Stärkung der Abwehrkräfte

Wintergrün – das Öl der Hingabe

Botanischer Name: *Gaultheria fragrantissima*

Anwendungsschwerpunkte im Aroma-Yoga: Knochen, Knorpel, Gelenke; Schmerzen im Gewebe, Steifigkeit im Körper, emotionale Schmerzen

Anwendungsmethoden:  und 

Betroffene Körpersysteme: Muskeln und Knochen

Aromatischer Einfluss: erhebt, öffnet und steigert das Bewusstsein der Sinne; mindert eine rechthaberische Haltung; hilft, Selbstverletzung aufzugeben; stärkt das Gefühl, nicht allein zu sein

Sicherheit: Nicht in der Schwangerschaft anwenden; vorher auf der Haut testen.

Mischt sich gut mit Basilikum, Bergamotte, Lavendel, Majoran, Pfefferminze, Rosengeranie, Zitronengras, Zypresse

Duftnote: Herznote

Duft: „medizinisch", „grün", voll, intensiv

Chakra: alle Chakren

Element: Erde, Feuer

Sternzeichen: Steinbock

Aroma-Yoga: Für besseren Schlaf

Ylang-Ylang – das Öl des inneren Kindes

Botanischer Name: *Cananga odorata*

Anwendungsschwerpunkte im Aroma-Yoga: Herz, Hormonhaushalt; Erschöpfung, Angst, hoher Blutdruck, verminderte Libido, Stress; Entspannung, aphrodisierend, beruhigend

Anwendungsmethoden: und

Betroffene Körpersysteme: Emotionen, Herz-Kreislauf-System, Hormonhaushalt

Aromatischer Einfluss: steigert die sexuelle Energie; verbessert Beziehungen; besänftigt Ärger; hilft, unser inneres Kind wiederzufinden; unterstützt emotionale Sicherheit; fördert die persönliche Weiterentwicklung

Sicherheit: Vorher auf der Haut testen.

Mischt sich gut mit Bergamotte, Grapefruit, Majoran, Rosengeranie, Sandelholz, Vetiver, Zitrone

Duftnote: Herz-Basis-Note

Duft: lieblich, betörend, schwer, süßlich, blumig, „tropisch“, würzig, balsamisch

Chakra: Sakral- und Nabelchakra

Element: Feuer, Erde

Sternzeichen: Widder, Waage

Aroma-Yoga: Für ein starkes Herz

Zedernholz – das Öl der Gemeinschaft

Botanischer Name: *Cedrus atlantica*

Anwendungsschwerpunkte im Aroma-Yoga: Harnwege, Lunge, Nase, Schlaf; Stress, Angst; beruhigend, entspannend, reinigend

Anwendungsmethoden: und

Betroffene Körpersysteme: Atemwege, Nervensystem

Aromatischer Einfluss: wirkt ausgleichend und stabilisierend; unterstützt das Aufbauen sozialer Bindungen; stärkt das Gefühl der Zugehörigkeit; hilft, Gefühle der Einsamkeit und Isolation loszulassen

Sicherheit: Nicht in der Schwangerschaft anwenden.

Mischt sich gut mit Bergamotte, blumigen Ölen (z. B. Rosengeranie), Eukalyptus, harzigen Ölen (z. B. Weihrauch), Muskatellersalbei, Rosmarin, Wacholder, Zypresse

Duftnote: Basisnote

Duft: warm, weich, holzig

Chakra: Wurzel-, Sakral- und Herzchakra

Element: Holz, Feuer

Sternzeichen: Jungfrau, Waage

Aroma-Yoga: Für ein starkes Herz; für besseren Schlaf

Zimt – das Öl der sexuellen Harmonie

Botanischer Name: *Cinnamomum zeylanicum*

Anwendungsschwerpunkte im Aroma-Yoga: Atmung, sexuelle Gesundheit; körperliche Erschöpfung; Reinigung der Luft, Immunsystem anregen, Unterstützung der Bauchspeicheldrüse, blutzuckerstabilisierend, wärmend

Anwendungsmethoden: und

Betroffene Körpersysteme: Immunsystem

Aromatischer Einfluss: stärkend und harmonisierend; anregend; macht warme Gefühle; unterstützt dabei, sich in Beziehungen ehrlich und verletzlich zeigen zu können; Intimität stärkend

Sicherheit: Nicht in der Schwangerschaft anwenden; stark verdünnen; vorher auf der Haut testen.

Mischt sich gut mit allen Gewürzölen (z. B. Zimt oder Nelke), Lavendel, Rosmarin, Rosengeranie, Wacholderbeere, Weihrauch, allen Zitrusölen, Zypresse

Duftnote: Herznote

Duft: würzig, warm, süß, intensiv

Chakra: Sakral-, Nabel- und Stirnchakra

Element: Metall

Sternzeichen: Krebs, Löwe, Jungfrau

Aroma-Yoga: Bei Menstruationsbeschwerden

Zitrone – das Öl der Konzentration

Botanischer Name: *Citrus limon*

Anwendungsschwerpunkte im Aroma-Yoga: Hals, Nieren; Angst, Trauer, Sorgen, Kater, Burn-out, Jetlag, Stress, Erkältung, Verstopfung, Depression, Erschöpfung, Fokussierung; blutdruckregulierend, Energiespender, Reinigung der Luft, belebend

Anwendungsmethoden: und

Betroffene Körpersysteme: Verdauungs- und Immunsystem, Atemwege

Aromatischer Einfluss: belebend; hebt die Stimmung; schärft die Konzentration; emotionale Reinigung bei Gefühlen der Zerrissenheit; hilft, im Moment zu leben

Sicherheit: Wirkt fotosensibilisierend; vorher auf der Haut testen.

Mischt sich gut mit Eukalyptus, Fenchel, Pfefferminze, Rosengeranie, Sandelholz, Weihrauch, Ylang-Ylang

Duftnote: Kopfnote

Duft: frisch, süß, klar

Chakra: Nabel- und Stirnchakra

Element: Holz, Feuer, Erde

Sternzeichen: Steinbock, Fische, Zwilling, Stier, Krebs, Jungfrau, Waage, Schütze

Aroma-Yoga: Für die Verdauung; zur Stärkung der Abwehrkräfte; für einen klaren Kopf

Zitronengras – das Öl der Reinigung

Botanischer Name: *Cymbopogon flexuosus*

Anwendungsschwerpunkte im Aroma-Yoga: Gelenke, Gewebe, Blase, Augen, Lymphe; mentale Erschöpfung, Gefühl der Lähmung (geistig und körperlich); Reinigung der Luft, enegetische Blockaden lösen, Gleichgewicht für die Schilddrüse

Anwendungsmethoden: und

Betroffene Körpersysteme: Immunsystem, Muskeln und Knochen

Aromatischer Einfluss: fördert das Bewusstsein; reinigt auf allen Ebenen

Sicherheit: Vorher auf der Haut testen.

Mischt sich gut mit Basilikum, Eukalyptus, Lavendel, Muskatellersalbei, Rosengeranie, Rosmarin, Teebaum

Duftnote: Kopfnote

Duft: grasig, zitronig, erdig, leicht bitter

Chakra: Sakral- und Nabelchakra

Elemente: alle

Sternzeichen: Stier

Aroma-Yoga: Zum Detoxen; für einen klaren Kopf

Zypresse – das Öl der Bewegung

Botanischer Name: *Cupressus sempervirens*

Anwendungsschwerpunkte im Aroma-Yoga: Knochen, Kreislauf, Lymphe, Augen, Gelenke, Haut, Leber, Atmung, Menstruation; umweltbedingter Stress, Infekte, Schmerz; Bindegewebe stärken, Muskeltonus stärkend

Anwendungsmethoden: und

Betroffene Körpersysteme: Herz-Kreislauf-System, Muskeln und Knochen

Aromatischer Einfluss: unterstützt dabei, Verlustgefühle zu überwinden; gibt Sicherheit und Erdung; fördert den freien Energiefluss; fördert die geistige Flexibilität; gibt emotionale Erdung

Sicherheit: Bei Schwangerschaft nicht anwenden.

Mischt sich gut mit Bergamotte, Lavendel, Muskatellersalbei, Orange, Sandelholz, Zitrone

Duftnote: Herznote

Duft: frisch, kräuterig, leicht holzig, „immergrün“

Chakra: Wurzel-, Sakral- und Nabelchakra

Element: Holz, Feuer

Sternzeichen: Wassermann, Skorpion

Aroma-Yoga: Für bessere Atmung

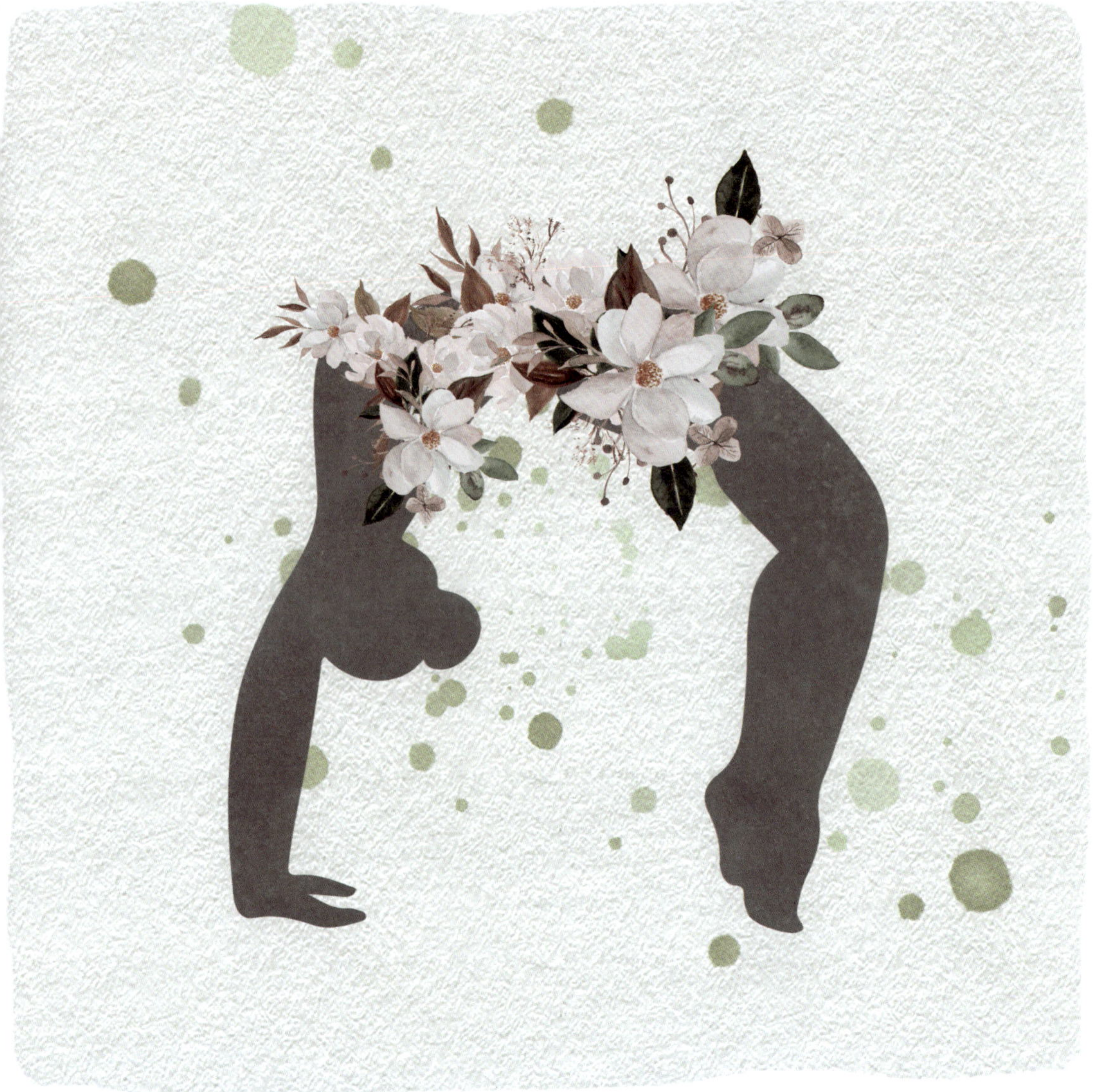

Aroma-Yoga: Themenübersicht (Übungsreihen)

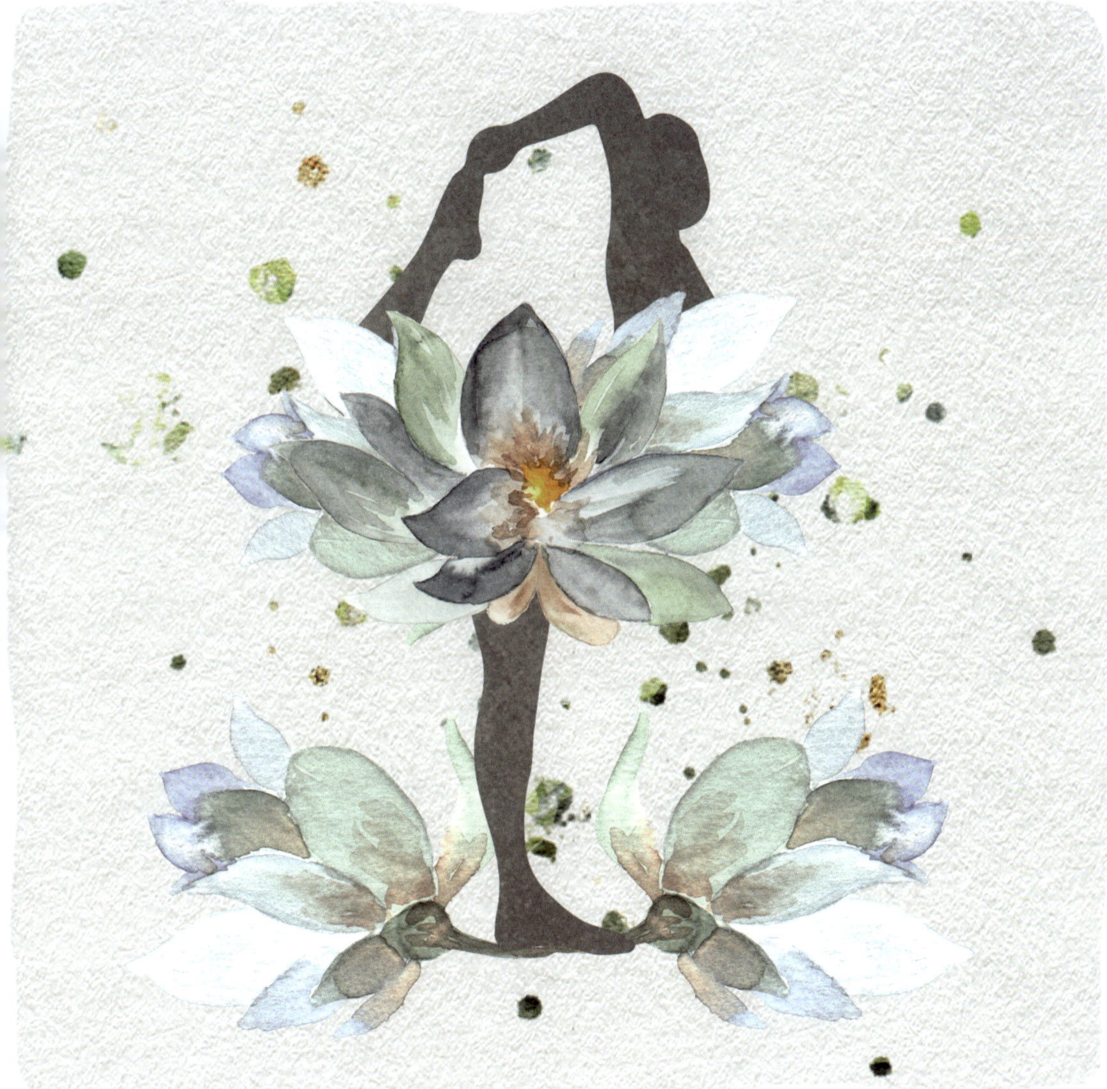

Allgemeine Empfehlungen für den Praxisteil

Ich empfehle dir, dich vor dem Üben einer Aromayoga-Übungsreihe mit den jeweiligen ätherischen Ölen, die in der Sequenz verwendet werden, einzeln zu beschäftigen. Lies dir dazu die Einzelbeschreibungen (ab Seite 44) noch mal sorgfältig durch.

Falls es dir nicht möglich sein sollte, alle empfohlenen ätherischen Öle zur Hand zu haben, kannst du in der Tabelle 2 ab Seite 98 prüfen, ob du ein ähnliches ätherisches Öl zu Hause hast. Natürlich ist es toll, wenn du alle ätherischen Öle, wie vorgeschlagen, für die Übungsreihe hast, aber einige Öle haben ähnliche Eigenschaften. Akzeptier lieber die Nicht-Perfektion und geh mit einem guten Gefühl in die Aromayoga-Praxis.

Es kann auch vorkommen, dass du ein empfohlenes ätherisches Öl nicht riechen magst. Vertrau auch hier deiner Intuition, tausch es aus oder lass es einfach weg. Es wird für dich einen Grund haben, und ich bin der Ansicht, dass du dich nicht zu einem ätherischen Öl zwingen solltest. Vielleicht hast du mit der Botschaft des Öls und der Pflanze ein Thema, aber vielleicht ist es noch nicht an der Zeit, damit zu arbeiten. Das ist in Ordnung. Ich weiß, dass andere Berater empfehlen, dann gerade mit diesem Öl zu arbeiten. Ich jedoch vertrete die Meinung, dass es dann vielleicht noch nicht der richtige Moment ist, wenn deine Nase und dein Inneres ganz klar ein Nein signalisieren. Für mich, die ich diese Aromayoga-Reihen entworfen habe, ist es völlig in Ordnung – ja, ich begrüße es sogar, wenn du es für dich anpasst. Für mich fängt genau dort Yoga an: auf sich selbst zu achten – dem inneren Lehrer zu folgen.

Solltest du zu einem ätherischen Öl oder einer Übungsreihe Fragen haben, kontaktiere mich gerne. Du findest meine Kontaktdaten im Anhang, und ich bin bereit, mich mit dir auszutauschen.

Leg dir vor dem Üben deine Auswahl an ätherischen Ölen bereit. Prüfe, ob ätherische Öle dabei sind, die du noch verdünnen solltest. Ich stelle mir meine Öle immer in einer Reihenfolge chronologisch zum Ablauf der Übungsfolge auf. Das entspannt mich beim Üben und sorgt für eine bessere Übersicht, wann welches Öl an der Reihe ist.

Sorg für eine entspannte Atmosphäre. Zu jeder Übungsfolge gibt es auch ein Rezept für einen Aroma-Diffusor. Bereite den Raum, in dem du übst, vor, und stell den Aroma-Diffusor mit der empfohlenen Mischung zur Sequenz einige Minuten vorher an. Auch das kann ein schönes Ritual sein und die Bewusstheit für die Praxis steigern. Wenn du magst, mach dir schöne Musik zum Üben an. Ich habe für jede Sequenz eine Playlist erstellt, die du auf meinem Spotify-Profil streamen kannst (Link auf Seite 216).

Leg eventuell ein kleines Handtuch oder Tuch parat. Solltest du einmal zu viel Öl erwischen, kannst du hiermit korrigieren und musst nicht erst deine Yogamatte verlassen. Wenn du Öl auf die Fußsohlen und die Handflächen aufträgst, kann es Flecken in der Matte hinterlassen. Meistens verschwinden sie wieder. Sollte es dich stören, könntest du eine Yogamatte ausschließlich für Aroma-Yoga benutzen. Einige ätherische Öle können auch etwas färben. Zitrusöle hinterlassen gerne mal gelbe Flecken – achte auf deine Kleidung. Weiß ist natürlich besonders anfällig. Ich empfehle daher eher dunkle Kleidung zum Aroma-Yoga, oder du übst dich in noch mehr Achtsamkeit beim Umgang mit den ätherischen Ölen.

Du hast nicht das passende ätherische Öl zu Hand?
Schau in der folgenden Tabelle nach, ob du ein Öl mit ähnlicher Wirkung aus der gleichen Kategorie findest:

ERDEND	BERUHIGEND	DETOX	ERHEBEND
Zedernholz	Muskatellersalbei	Zimt	Bergamotte
Muskatellersalbei	Weihrauch	Cilantro	Zypresse
Zypresse	Lavendel	Fenchel	Eukalyptus
Weihrauch	Neroli	Rosengeranie	Grapefruit
Copaiba	Patchouli	Ingwer	Zitrone
Wacholderbeere	Römische Kamille	Grapefruit	Limette
Myrrhe	Sandelholz	Zitrone	Pfefferminze
Patchouli	Vetiver	Zitronengras	Petitgrain
Sandelholz	Zedernholz	Limette	Orange
Vetiver	Orange	Patchouli	Basilikum
Ylang-Ylang	Narde	Rosmarin	Grüne Minze

IMMUN-BOOSTER	KÖRPERLICH AUSGLEICHEND	ENERGIE-BOOSTER	MEDITATION
Basilikum	Basilikum	Eukalyptus	Zedernholz
Bergamotte	Schwarzer Pfeffer	Grapefruit	Myrrhe
Zimt	Koriander	Wacholderbeere	Weihrauch
Nelke	Eukalyptus	Pfefferminze	Rose
Weihrauch	Weihrauch	Grüne Minze	Immortelle
Zitrone	Lavendel	Rosmarin	Jasmin
Zitronengras	Zitronengras	Schwarzfichte	Copaiba
Teebaum	Majoran	Orange	Patchouli
Myrrhe	Douglasie	Mandarine	Römische Kamille
Oregano	Sibirische Tanne	Zitrone	Sandelholz
Thymian	Wintergrün	Pinker Pfeffer	Vetiver

Tabelle 2: Wirkungen ätherischer Öle.

Aroma-Yoga für ein starkes Herz

Diese Übungsreihe ist für alle Herzensthemen gedacht – zum Beispiel, um sein Herz wieder zu öffnen, falls es Verletzungen erfahren hat. Wer wurde nicht schon mal verletzt? Eben. Jede emotionale Verletzung macht unser Herz ein bisschen kleiner und enger. Vielleicht spürst du das auf der körperlichen Ebene auch als Engegefühl in der Brust. Auch große Verletzungen wie Liebeskummer sind im Herzen schwer zu ertragen und können nachweislich auf physischer Ebene auf die Gesundheit des Herzens Einfluss nehmen.

Diese Praxis widmen wir dem Herzen – unserer energetischen Mitte. Immer wenn du das Gefühl hast, nicht mehr mit dem Herzen dabei zu sein, kann dich diese Aromayoga-Sequenz dabei unterstützen, wieder dem Weg des Herzens zu folgen. Auch wenn du das Gefühl hast, zu sehr im Kopf zu sein, dann bringt dich diese Übungsfolge wieder ins Herz zurück.

Ein starkes Herz kann verzeihen, kann vergeben, und so wieder heilen. Ein starkes Herz entscheidet sich für die Liebe statt für die Angst. Bleib offen, auch wenn es dich verletzlich macht. Wer Verletzlichsein zulässt, zeigt sich von einer starken Seite und ist mutig. Wir bleiben offen für Freude im Herzen, wir zeigen Mitgefühl und schämen uns unserer Tränen nicht. Zeig dein wahres Herz und fühl dich geliebt. Verbinde dich mit der universellen Liebe, die grenzenlos und wertfrei ist.

Mein Herz ist groß und stark

Affirmation: Mein Herz ist groß und stark.

Aroma-Diffusor-Mischung „Strong Heart“

2 Tropfen Grapefruit

2 Tropfen Ylang-Ylang

1 Tropfen Majoran

1 Tropfen Rosengeranie

Ätherische Öle: Jasmin, Orange, Pfefferminz, Rose, Zedernholz

Hilfsmittel: Block, Decke für *Shavasana*

Einstimmung: Sitz deiner Wahl

Aroma: 1 Tropfen Pfefferminze über die Hände inhalieren.

Bewusstwerdung des Herzens:

Leg die linke Hand aufs Herz und die rechte darüber.

Nimm drei tiefe Atemzüge in Richtung Herz.

Verbinde dich mit der Energie deines Herzens.

Wiederhole innerlich die Affirmation.

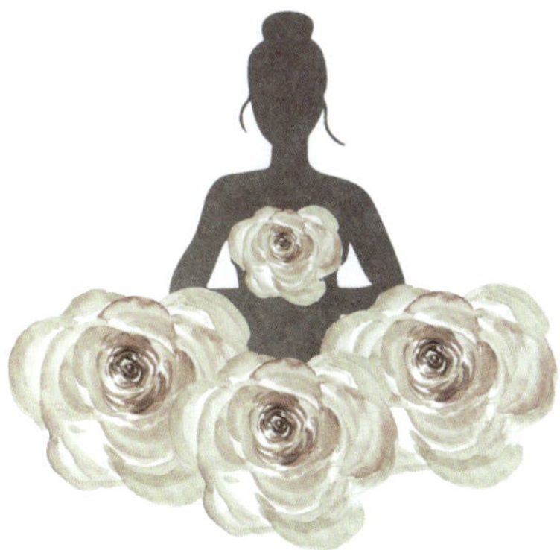

Aroma: Gib Orange auf die Fußsohlen

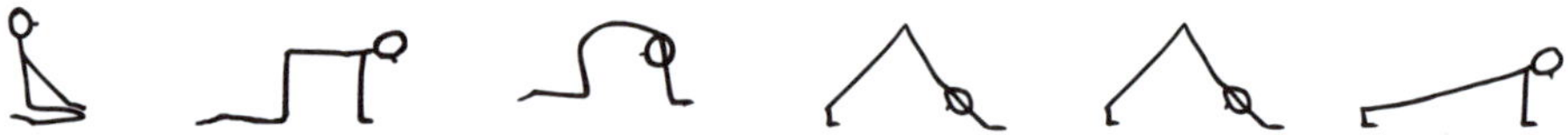

Kamelritt
3 Minuten

Vierfüßlerstand
Beckenkreisen
1 Minute

Seitliche Katze
pro Seite 8 Wieder-
holungen

Hund-Variation
pro Seite 8 Wieder-
holungen

Hund
5 Atemzüge

Brett
10 Atemzüge

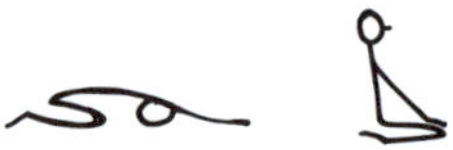

Kind Variation
10 Atemzüge

Fersensitz

Aroma: Jasmin auf das Herz auftragen.

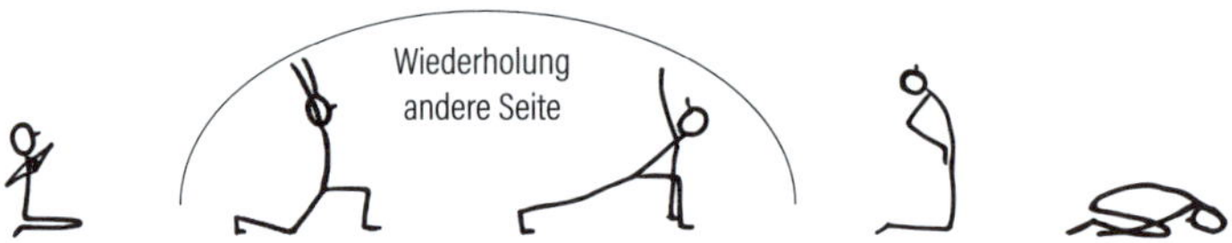

Ganesha
10 Atem-
züge

Tiefer Ausfall-
schritt
5 Atemzüge

Winkel gedreht
5 Atemzüge

Kamel sanft
5 Atemzüge

Kind
5 Atemzüge

Aroma: Zedernholz auf den unteren Rücken auftragen
und über die Hände inhalieren.

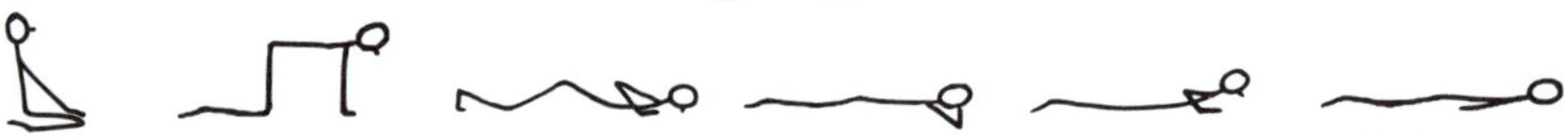

Fersensitz

Vierfüßler-
Variation
10 Atemzüge

Raupe

Bauchlage

Kobra

Kobra-Variation

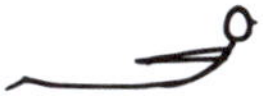

Klapperschlange
5 Atemzüge

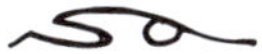

Kind-Variation
10 Atemzüge

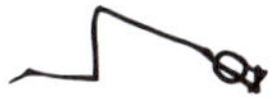

Herzöffner
5 Atemzüge

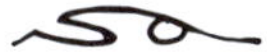

Kind-Variation

Aroma: Rose auf das Herz auftragen, und einen Tropfen auf den Scheitel.

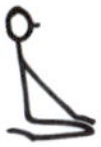

Fersensitz

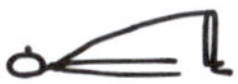

Schulterbrücke
5 Atemzüge

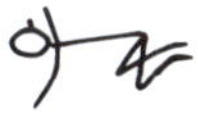

Liegender Twist
rechts/links
10 Atemzüge

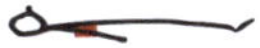

Rückenlage
mit Block
10 Atemzüge

Savasana
10 Minuten

Dauer: 45 Minuten

Optional: *Herz-Meditation* (Seite 172) oder *Dankbarkeits-Meditation* (Seite 174)

Begleitung im Alltag: Rezepte für Roll-ons für das *Herzthema* (Seite 180)

Aroma-Yoga für bessere Atmung

Die Atmung ist etwas so Existenzielles! Wir schaffen es mehrere Tage, ohne Essen auszukommen, auch ein paar Stunden ohne zu trinken, aber wir schaffen es nur wenige Minuten ohne den Atem. Im Yoga ist der Atem so etwas wie eine Brücke zwischen dem Geist und dem Körper. Unser Atem versorgt unseren Körper mit Sauerstoff, also mit etwas, was wir aus unserer Umgebung aufnehmen. Er verbindet uns so mit dem Raum um uns herum; mit etwas, das von außen in uns geleitet wird. Ich finde das faszinierend. Zumal das eine wesentliche Anwendungsart der ätherischen Öle ausmacht: Wir inhalieren das ätherische Öl und nehmen es über den Atem in uns auf. Wir riechen den Duft! Die schnellste Form, wie ein Sinn die Umgebungsreize wahrnehmen kann.

Etwas, was wir unbewusst im Alltag tun, und was uns auch in der Nacht lebendig hält, geschieht ganz automatisch. Wir müssen nicht bei jedem Atemzug daran denken. Aber wir haben die Möglichkeit, unseren Atem zu beeinflussen. Wir können unser Bewusstsein auf ihn lenken und ihn willentlich steuern. Als Kind hast du vielleicht in der Badewanne oder im Schwimmbad geübt, den Atem unter Wasser anzuhalten. Mal hat das länger, mal kürzer funktioniert. Die Atmung ist oft von unterschiedlicher Qualität, und bei Yogis, die schon lange *Pranayama* (die bewusste Lenkung von Prana/Energie/Atem) üben, meist ganz gut trainiert. Der normale Mensch atmet in einer Minute ca. 12 bis 18 Mal, Kinder zwei- bis dreimal so oft. Nach jahrelangem Üben von Atemtechniken aus dem Yoga kann sich die Qualität der Atmung verändern. Yogis atmen oft langsamer, brauchen also nicht so viele Atemzüge in einer Minute, um sich gut zu versorgen.

Mach jetzt einen kleinen Test und zähle, wie viele Atemzüge du in einer Minute machst. Ganz wertfrei – einfach, um zu schauen, wie es gerade bei dir ist. Es mag verschiedene Gründe geben, warum du diese Sequenz üben möchtest. Im Yoga verbinden wir uns immer mit unserer Atmung. Auch in anderen Übungsreihen ist die Atmung der Schlüssel für eine gute, bewusste Praxis.

Diese Übungsreihe soll dich dabei unterstützen, deine Atmung zu verbessern. Es werden ätherische Öle eingesetzt, die deine Atemwege freier machen.

Mein Atem nährt mich

Affirmation: Mein Atem nährt mich.

Aroma Diffusor Mischung „Breathe me"
3 Tropfen Grüne Minze
2 Tropfen Limette
2 Tropfen Rosmarin

Ätherische Öle: Bergamotte, Eukalyptus, Lavendel, Zypresse

Hilfsmittel: Block, Bolster, Decke

Einstimmung: Sitz deiner Wahl

Aroma: 1 Tropfen Eukalyptus über die Hände inhalieren.

Bewusstwerdung deines Atems: Sitz mit aufgerichteter Wirbelsäule und geschlossenen Augen und werde dir deiner Atmung bewusst. Spür nach, welchen Weg dein Atem über die Nase nimmt. Atme bewusst über die Nase ein und aus, ohne deinen Atem zu beeinflussen. Übe dich lediglich in der Beobachtung. Spür deinem natürlichen Rhythmus nach. Wie fühlt sich deine Einatmung an, und wie deine Ausatmung? Nimm die natürliche Atempause zwischen Ein- und Ausatmung war. Fühlen sie sich gleich an, oder gibt es Unterschiede?

Aroma: Gib Zypresse auf den Nacken und den Hals.

Einfacher Sitz; Kopf von Schulter zu Schulter wenden
5 x

Einfacher Sitz; Kopf heben und senken
5 x

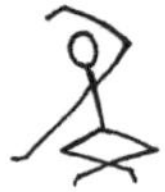

Einfacher Sitz – Seitbeuge (rechts/links)
5 Atemzüge

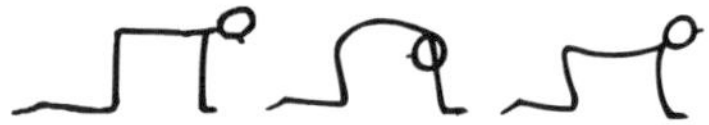

Vierfüßlerstand Katze-Kuh mit dynamischer Atmung
10 x

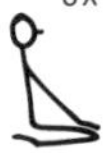

Fersensitz zum Nachspüren
1 Minute

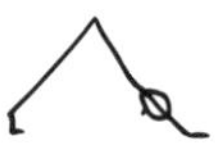

Hund
5 Atemzüge

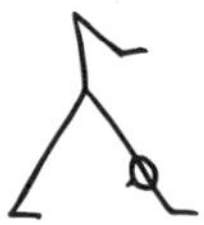

Dreibeiniger Hund mit Hüftöffnung
5 Atemzüge

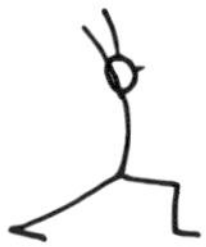

Krieger 1
5 Atemzüge

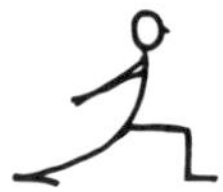

Krieger 1: Variation mit Brustöffner
5 Atemzüge

Berg

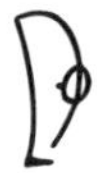

Vorbeuge

Wiederholung linke Seite

Berg

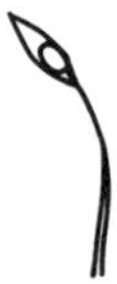

Stehende Seitneige (rechts/links)
5 Atemzüge

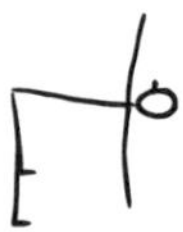

Vorbeuge gegrätscht; gedrehte Variation (rechts/links)
5 Atemzüge

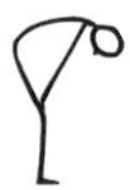

Aufrollen zum Stand

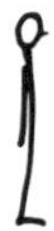

Berg

Aroma: 1 Tropfen Bergamotte inhalieren.

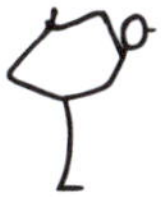

Tänzer
rechts/links
5 Atemzüge

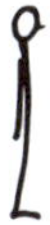

Berg
5 Atemzüge

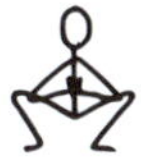

Hocke
10 Atemzüge

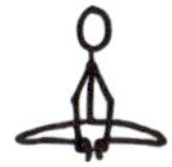

Schmetterling
10 Atemzüge

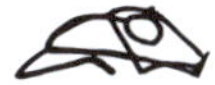

Halber Schmetterling
mit Seitneige rechts/links
10 Atemzüge

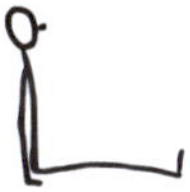

Stab

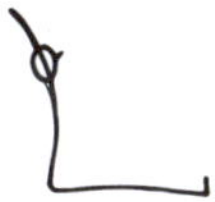

Stab; Arme heben

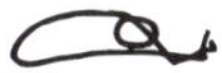

Sitzende Vorbeuge
10 Atemzüge

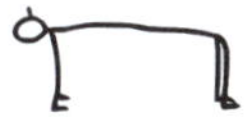

Tisch
5 Atemzüge

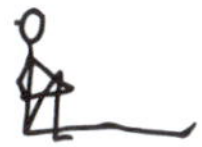

Drehsitz
rechts/links
10 Atemzüge

Fisch
5 Atemzüge

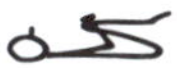

Knie zur Brust
5 Atemzüge

Aroma: Lavendel auf die Brust geben.

Shavasana
10 Minuten

Dauer: 40 Minuten

Optional: eine *Meditation deiner Wahl*

Begleitung im Alltag: Rezepte für Roll-ons für die *Atemwege* (Seite 181)

Aroma-Yoga gegen Stress

Es gibt einiges im Leben, was uns stressen kann. Diese Übungsreihe wird dir guttun, wenn du dich durch folgende Themen unausgeglichen fühlst: Vielleicht ist da momentan eine Dysbalance in deiner Work-Life-Balance, eventuell zu viel *Work* und zu wenig *Life*. Oder du reist viel und fliegst ständig von einer Zeitzone in die andere, und leidest unter Jetlag. Oder vielleicht unter einer Art „Mama-Jetlag", weil dein Kind noch klein ist und du schon ewig nicht mehr durchgeschlafen hast. Deine To-do-Liste ist ellenlang, und einfach alles ist zu viel, und du fühlst dich erschöpft, stehst kurz vorm Burn-out – sogar dein stressiger Job, den du eigentlich liebst, fühlt sich gerade wie eine Last an.

Es gibt einfach vieles, was zu Stress werden kann, wenn wir nicht gut auf uns achtgeben. Dabei sollte es doch das oberste Gebot sein, erst mal für sich selbst zu sorgen. Diese Sequenz ist sozusagen ein Ausdruck von Selbstfürsorge – Selbstliebe. Du solltest dir unbedingt Zeit dafür einräumen. Es nützt wirklich keinem, wenn es dir nicht gutgeht.

Du weißt gar nicht, wann du jetzt noch Aroma-Yoga gegen Stress unterbringen sollst? Hab ich mir schon gedacht, darum ist dies auch keine 90-Minuten-Praxis. „Weniger ist

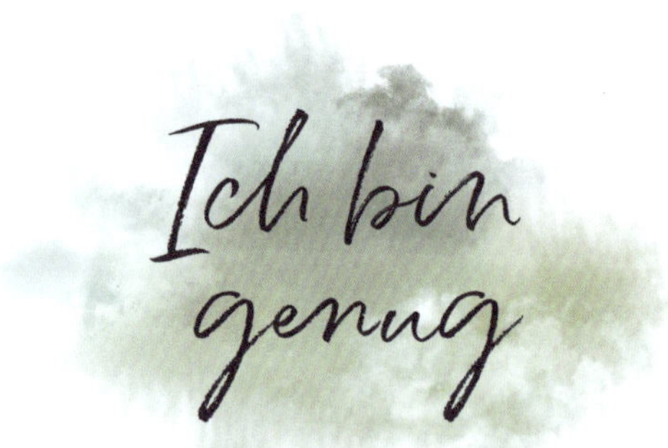

mehr“ ist das Motto dieser Übungsreihe. Es werden auch weniger Öle benutzt. Wir halten es simpel und einfach. Aroma-Yoga als neues Thema soll dich ja nicht zusätzlich überfordern, sondern dich dabei unterstützen, dich zu ent-stressen. Es kommen hauptsächlich ätherische Öle zum Einsatz, die beruhigen.

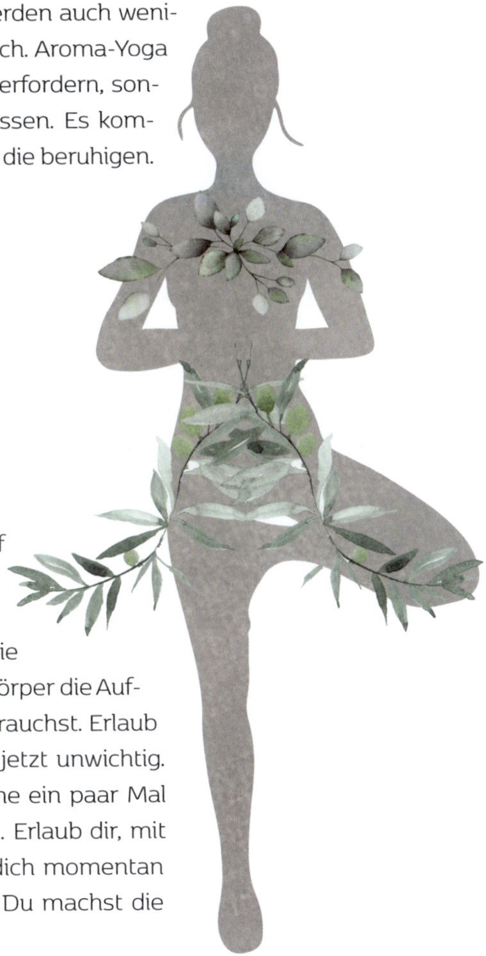

Affirmation: Ich bin genug.

Aroma-Diffusor „Keep it simple“
3 Tropfen Schwarzfichte
2 Tropfen Weihrauch

Ätherische Öle: Copaiba, Patchouli, Teebaum

Hilfsmittel: keine

Einstimmung: Sitz deiner Wahl

Aroma: 1 Tropfen Copaiba inhalieren.

Bewusstwerdung deines Körpers: Leg dich auf den Rücken, stell die Füße auf und beobachte deinen Körper. Nimm wahr, wie dein Körper ruht und alle Muskeln loslassen. Erlaub dir, die Praxis mit Ruhe zu beginnen. Schenk deinem Körper die Aufmerksamkeit, die er jetzt braucht, die du jetzt brauchst. Erlaub dir, ganz im Moment zu sein. Alles andere ist jetzt unwichtig. Nimm den Duft des ätherischen Öls wahr. Atme ein paar Mal tief über die Nase ein und über den Mund aus. Erlaub dir, mit der Ausatmung den Stress auszuatmen, der dich momentan belastet. Wiederhol das so oft, wie du magst. Du machst die Regeln für dich selbst.

Einfacher Sitz;
Kopf von Schulter zu Schulter wenden
5x

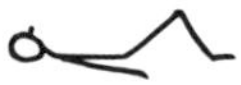

Einfacher Sitz;
Kopf heben und senken
5x

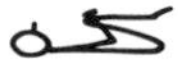

Knie zur Brust
5 Atemzüge

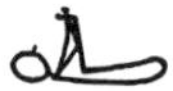

Happy Baby
5 Atemzüge

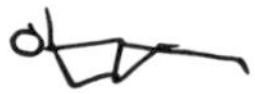

Shivas Twist
5 Atemzüge

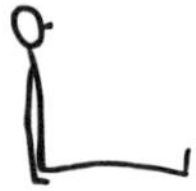

Stab
5 Atemzüge

Aroma: Teebaum auf die Fußsohlen geben, über die Hände inhalieren.

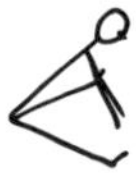

Gegrätschte Vorbeuge im Sitzen
5 Atemzüge

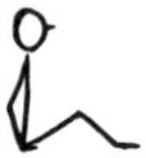

Scheibenwischer
10x

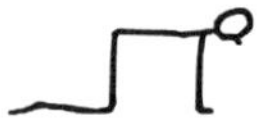

Vierfüßlerstand
5 Atemzüge

Taube rechts/links
5 Atemzüge

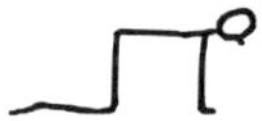

Vierfüßlerstand

Bauchlage
5 Atemzüge

Sphinx
5 Atemzüge

Kind
5 Atemzüge

Aroma: Patchouli auf den Punkt zwischen den Augenbrauen (Drittes Auge) geben, über die Hände inhalieren.

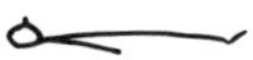

Shavasana
10 Minuten

Dauer: 25 Minuten

Optional: *One-Minute-Mediation* (Seite 166)

Begleitung im Alltag: Rezepte für Roll-ons gegen *Stress* (Seite 182)

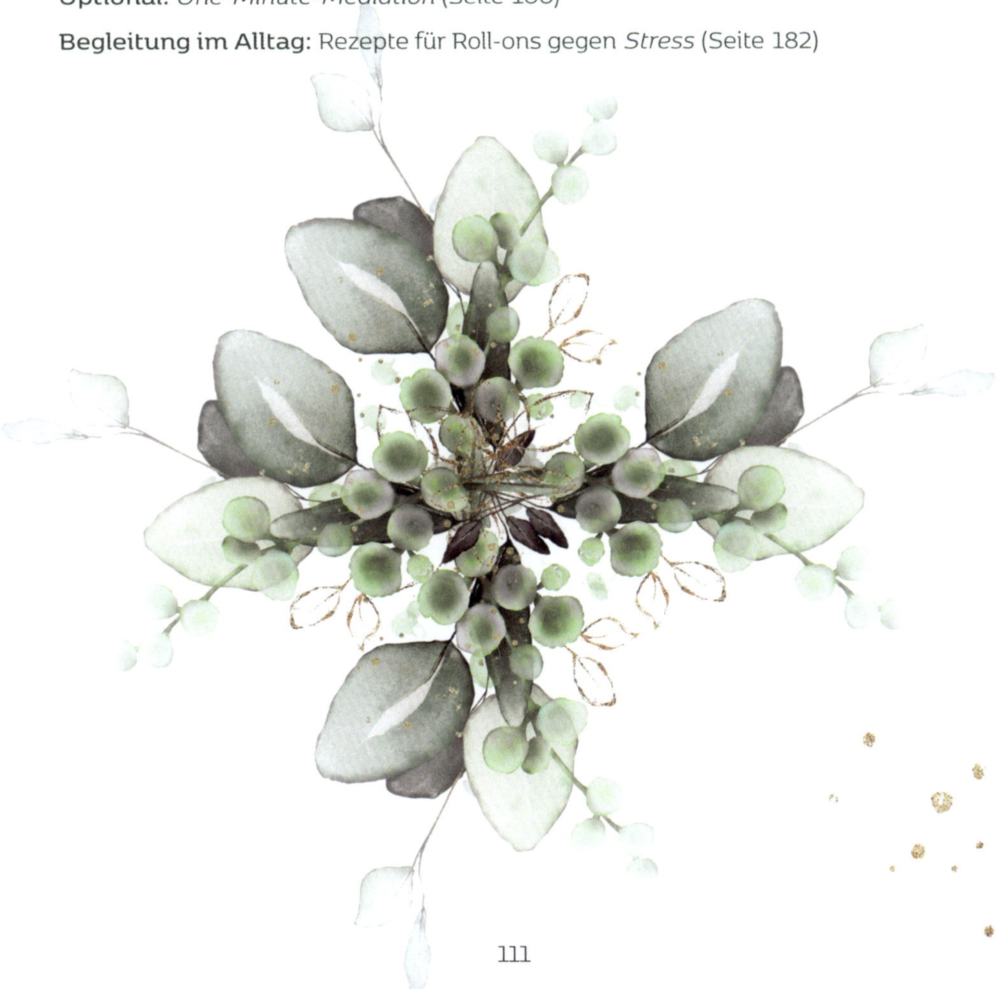

Aroma-Yoga bei Menstruationsbeschwerden

Oftmals kommt es vor oder während der Menstruation zu Beschwerden, die für viele Frauen sehr belastend sein können: Schmerzen, Unterbauchkrämpfe, Heißhunger, Kopfschmerzen oder allgemeine Gereiztheit. Oft sammelt sich auch vermehrt Wasser im Körper an, so dass man sich aufgedunsen fühlt. Hinzu kommen manchmal Müdigkeit oder Kopfschmerzen, oder man fühlt sich einfach nur schlapp. Bei einigen Frauen kommt dazu, dass sich die Stirnhöhle dicht anfühlt. Es ist zwar ein großes Privileg, fruchtbar zu sein, es kann aber auch unangenehm sein, wenn eine oder mehrere dieser Begleiterscheinungen auftreten. Dann ist es gar nicht so leicht, die eigene Weiblichkeit anzunehmen.

Wichtig ist, sich Ruhe zu gönnen und möglichst viel von der To-do-Liste zu streichen. Früher hatten die Frauen mehr Zeit, sich an diesen besonderen Tagen zurückzuziehen. Als dann sehr nützliche Hygieneartikel auf den Markt kamen, entstand irgendwie die Fehlannahme, Frauen müssten jetzt in dieser Zeit weiter ganz normal funktionieren. Musst du nicht. Gib dir selbst die Erlaubnis, dass es nicht so sein muss. Du darfst dich zurückziehen und dir Ruhe gönnen. Die Menstruation ist ein Prozess der Reinigung, und das bedeutet auch eine Art von Anstrengung für den Körper.

Vielleicht spürst du in dieser Zeit auch einfach mehr und bist feinfühliger. Du nimmst deine Gefühle und die der anderen stärker war. Deine Intuition ist geschärft. Es kann eine ganz besondere Zeit sein. Vielleicht versuchst du in dieser Zeit, ein Journal zu führen und niederzuschreiben, was dich beschäftigt.

Affirmation: Ich gebe mir selbst die Erlaubnis, mich auszuruhen.

Aroma-Diffusor-Mischung „I am a woman"

3 Tropfen Sandelholz

2 Tropfen Bergamotte

1 Tropfen Muskatellersalbei

1 Tropfen Zimt

Ätherische Öle: Muskatellersalbei, Myrrhe, Neroli, Rosengeranie

Hilfmittel: Bolster, Decke

Einstimmung: ein Sitz deiner Wahl

Aroma: Muskatellersalbei auf den Unterbauch geben.

Bewusstwerdung deiner weiblichen Seite: Komm in die Kind-Haltung. Pass diese Haltung so an, dass du es so bequem wie möglich hast. Nutz gerne ein Bolster und eine Decke, und leg dich erhöht über dem Bolster ab. Vielleicht legst du eine Decke über den unteren Rücken, um ein Gefühl von Geborgenheit zu fördern. Werde dir deiner weiblichen Kraft bewusst, die jetzt mit der Menstruation zum Ausdruck kommt. Spür in deinen Unterbauch und schick deine Aufmerksamkeit dorthin.

Ich gebe mir selbst die Erlaubnis, mich auszuruhen.

Einfacher Sitz;
Kopf von Schulter zu Schulter wenden
5x

Kind
5 Atemzüge

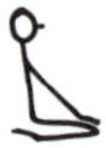

Fersensitz
zum Nachspüren
1 Minute

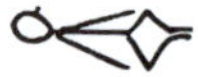

Liegender Schmetterling
zum Nachspüren
1 Minute

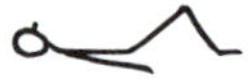

Scheibenwischer
10 x
rechts/links

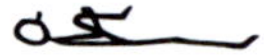

Knie zur Brust
rechts/links

Aroma: Rosengeranie über die Hände inhalieren.

Einfacher Sitz

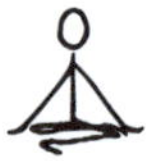

Quadrat
10 Atemzüge

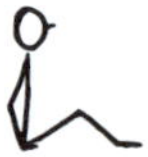

Scheibenwischer
10x

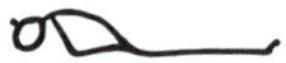

Fisch
5 Atemzüge

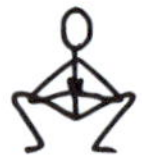

Hocke
10 Atemzüge

Bauchlage
5 Atemzüge

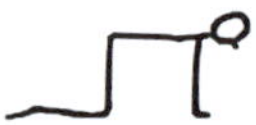

Vierfüßlerstand
5 Atemzüge

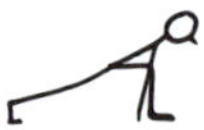

Drache
5 Atemzüge
rechts/links

Aroma: Myrrhe auf die Handgelenke auftragen.

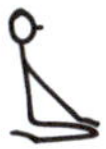

Fersensitz
zum Nachspüren
1 Minute

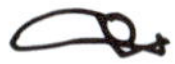

Sitzende Vorbeuge
10 Atemzüge

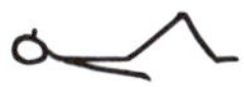

Entspannungshaltung
10 Atemzüge

Aroma: Neroli auf die Schläfen und den Nacken auftragen.

Shavasana
10 Minuten

Dauer: 35 Minuten

Optional: *Meditation für die Annahme der Weiblichkeit* (Seite 176)

Begleitung im Alltag: Rezepte für Roll-ons bei *Menstruationsbeschwerden* (Seite 183)

Aroma-Yoga in der Schwangerschaft

Es gibt wohl kaum eine magischere Zeit als eine Schwangerschaft. Ein kleiner Mensch wächst in dir heran. Das Wunder des Lebens findet jetzt in dir statt, und dein Körper leistet gerade Unglaubliches. Solltest du bisher immer gerne Ja gesagt haben zu allen möglichen Verpflichtungen, so sag jetzt bitte auch mal Nein zu Dingen oder Menschen, die dir nicht guttun. Überfordere dich nicht – lass es mit einem ehrlichen Nein gar nicht so weit kommen. Du trägst jetzt nicht nur Verantwortung für dich, sondern auch für dein Kind, das gerade unter deinem Herzen wohnt. Natürlich sollst du weiterhin die Dinge machen, die dir Spaß machen, dich mit Herzensmenschen treffen, die dir guttun. Achte nur ein wenig mehr als sonst auf Energieräuber in deinem Leben.

Bitte übe auch nur dann, wenn du wirklich der Meinung bist, dass dich die Praxis nährt. Sei besonders sanft mit dir in dieser Aromayoga-Praxis. Dein Körper hat sich schon darauf eingestellt, weicher zu werden, darum entdecke deine Grenzen neu. Überdehn dich nicht, sei besonders achtsam und wach für dein neues Körpergefühl. Drehungen in der Sequenz werden nur zur offenen Körperseite ausgeführt. Sollte sich etwas nicht gut anfühlen, lass die Position aus. Solltest du nicht alle ätherischen Öle zur Hand haben, prüf erst in der Tabelle 2, ob du ein ähnliches Öl zu Hause hast, und prüf unbedingt in einem weiteren Schritt auf Seite 28, ob dieses Öl in der Schwangerschaft sicher ist. Im Zweifel lass es einfach weg.

Ich bin eine gute Mutter, weil ich gut auf mich achte.

Als Schwangere hast du meist ein intensiveres Geruchsempfinden. Auch hierbei gilt: Riecht etwas nicht gut für dich, dann lass es weg – übe so, Nein zu sagen. Dein Nein ist in diesem Fall ein Ausdruck deiner Selbstliebe und deiner Liebe für dein Baby.

Affirmation: Ich bin eine gute Mutter, weil ich gut auf mich achte.

Aroma-Diffusor-Mischung „Happy Mother – happy Baby"

2 Tropfen Lavendel

2 Tropfen Mandarine

1 Tropfen Grüne Minze

Ätherische Öle: Lavendel, Narde, Römische Kamille, Schwarzer Pfeffer

Hilfsmittel: Blöcke, Bolster, Kissen, Decken – alles, was es für dich braucht

Einstimmung: ein Sitz deiner Wahl

Aroma: Lavendel auf die Schläfen geben.

Bewusstwerdung deiner Verbindung zum Kind: Komm in den liegenden Schmetterling. Du kannst dich gerne erhöht auf eine schräge Ebene aus Bolster und Kissen ablegen.

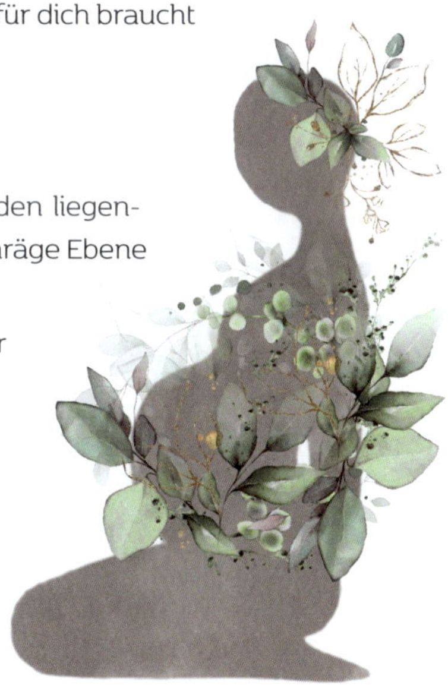

Wenn es für dich angenehmer ist, leg auch gerne Kissen unter deine Knie, wenn sie zu weit in der Luft sind. So entsteht leichter ein Gefühl der Erdung. Atme tief in den Bauch und werde dir bewusst, wie jeder deiner Atemzüge auch dein Kind nährt. Alles, was du dir jetzt gönnst, kommt auch deinem noch ungeborenen Kind zugute. Spür nach, wie der Duft an deinen Schläfen auf dich wirkt. Nimm wahr, ob auch dein Kind darauf reagiert.

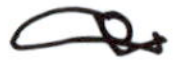

Einfacher Sitz;
Kopf von Schulter
zu Schulter
wenden
5x

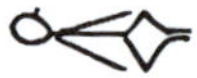

Liegender Schmetterling
zum Nachspüren
1 Minute

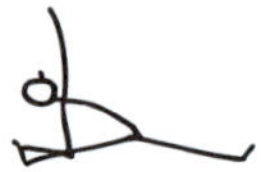

Libelle mit Seitbeuge
(rechts/links) gerne
Bolster zum Abstützen
5 Atemzüge

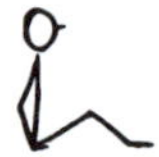

Kutschersitz zum
Nachspüren
1 Minute

Aroma: Römische Kamille um die Nabelgegend auftragen.

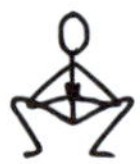

Hocke
5 Atemzüge

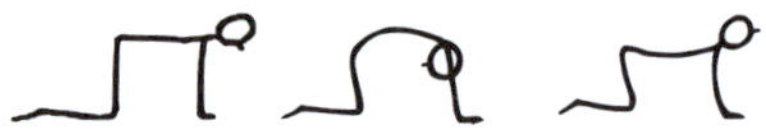

Vierfüßlerstand; Katze-Kuh mit
dynamischer Atmung
10x

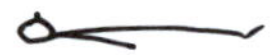

Rückenlage zum
Nachspüren
3 Minuten

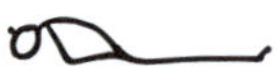

Fisch
(gerne mit Bolster)
5 Atemzüge

Schulterbrücke-Variation
Arme
nach oben
(Bolster unterm Gesäß)
5 Atemzüge

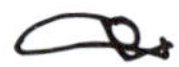

Einfacher Sitz

Aroma: Schwarzer Pfeffer über die Hände inhalieren.

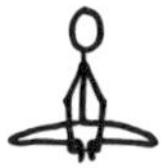

Schmetterling
10 Atemzüge

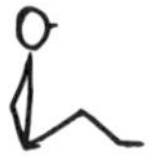

Kutschersitz zum
Nachspüren
1 Minute

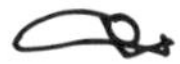

Sitzende Vorbeuge
10 Atemzüge

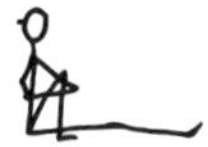

Drehsitz
rechts/links
10 Atemzüge

Aroma: Narde auf den Punkt zwischen den Augenbrauen auftragen.

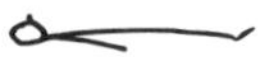

Savasana
10 Minuten

Dauer: 25 Minuten

Optional: Wenn du am Morgen übst, *bewegte Meditation mit Sufikreisen* (Seite 170); oder am Abend *Meditation für Schwangere* (Seite 178)

Begleitung im Alltag: Rezepte für Roll-ons in der *Schwangerschaft* (Seite 184)

Aroma-Yoga zum Detoxen

Es lohnt sich wirklich, den Körper aktiv dabei zu unterstützen, sich zu reinigen. „Reinigen" klingt auch netter als Detox, also Entgiftung. Aber im Endeffekt geht es genau darum. Schon die alten Yogis kannten bestimmte Reinigungstechniken. In der heutigen Yogapraxis spielen diese Techniken allerdings kaum noch eine Rolle. Vielleicht wird hier und da in einer Yogastunde noch *Kapalabhati* angeleitet. Diese Atemtechnik gehört zu einer der alten Reinigungstechniken, die den Yogis als *Kriyas* bekannt sind. Sicherlich spielen, wie in dieser Übungsreihe, auch Drehhaltungen eine wichtige Rolle, um die Organe beim Reinigungsprozess zu unterstützen. Drehungen im Yoga regen die inneren Organe an. Ich benutze in meinen Yogastunden gerne das Bild, dass man sich in Drehungen vorstellen kann, den Körper auszuwringen wie einen Waschlappen. Dieses Bild macht es vielleicht etwas anschaulicher – vielleicht rümpfst du aber auch gerade die Nase. Du bist sicherlich ein reinlicher Mensch, und ich würde mir niemals anmaßen, einen meiner Schüler als schmutzig zu bezeichnen, so dass dieser einen yogischen Waschgang nötig hätte. Vielmehr geht es bei dieser Art der Reinigung darum, den Körper von toxischen Ansammlungen zu befreien, die sich im Gewebe einlagern.

Ich selbst habe erst letztes Jahr einen Detox für die Leber gemacht und konnte so einen Zustand der Dauermüdigkeit und Erschöpfung überwinden. Der Leber wollen wir diese Aromayoga-Einheit widmen. Die Hauptaufgabe der Leber ist es, alles an Giftstoffen abzubauen, die eigentlich nichts in unserem Körper zu suchen haben und erhebliche Beschwerden verursachen können. Unser Immunsystem kann geschwächt werden, „Gehirnnebel" kann auftauchen, oder andere unschöne körperliche Beschwerden.

Wir leben in einer Wohlstandsgesellschaft, in der fast immer alles für uns verfügbar ist. Dass das nicht immer gesund ist, merken wir an der Zunahme von typischen Zivilisationskrankheiten, die gerade in Industrieländern massiv die Gesundheitssysteme belasten. Ein Zuviel an Zucker und anderen Genussmitteln, der Kontakt zu Schwermetallen aus der Umgebung – es gibt viele Giftstoffe, die unbemerkt in deinen Körper gelangen.

Ich empfehle dir, diese Übungsreihe immer mal wieder in deine Yogapraxis einzubauen, um deine Leber zu unterstützen. Diese Sequenz ist etwas fordernder. Leg bei Bedarf Pausen in der Kind-Haltung ein.

Affirmation: Ich ehre meinen Körper und danke meiner Leber.

Aroma-Diffusor-Mischung „Detox my Liver“
2 Tropfen Grapefruit
1 Tropfen Nelke
1 Tropfen Rosmarin
1 Tropfen Wacholderbeere

Ätherische Öle: Cilantro, Koriander, Sibirische Tanne, Zitronengras

Hilfsmittel: Block, Decke

Einstimmung: im Stehen – Berg

*Ich ehre meinen Körper
und danke meiner Leber.*

Aroma: Trag Cilantro unterhalb des rechten Rippenbogens im Bereich der Leber auf.

Halte deine Hände nach dem Auftragen von Cilantro weiterhin auf der Leber. Schenk deiner Leber einen Moment deiner Aufmerksamkeit. Dort, wo du die Aufmerksamkeit hinlenkst, fließt auch die Energie hin. Wiederhol gerne im Geiste die Affirmation und halte die Konzentration. Nimm die Wärme unter deinen Händen wahr, und stell dir vor, wie die Energie deine Leber nährt. Bedank dich innerlich bei deiner Leber, dass sie so gut für dich arbeitet und deinen Körper reinigt. Wenn dir die *Ujjayi*-Atmung vertraut ist, kannst du sie während der dynamischen Praxis anwenden. Wenn du diese Technik nicht kennst, dann atme wie gewohnt durch die Nase ganz normal ein und aus.

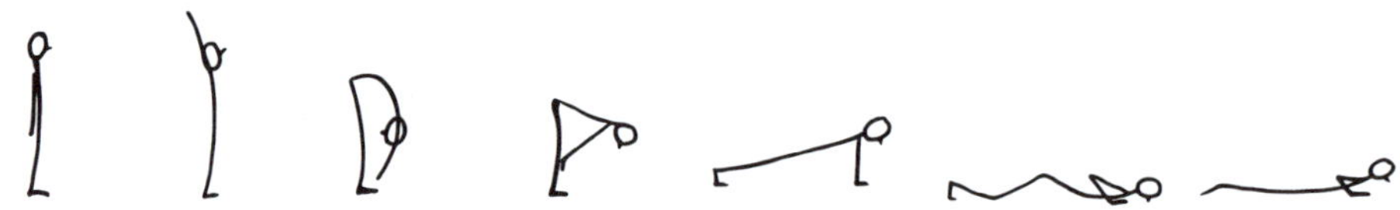

Sonnengruß, um Hitze in den Körper zu bringen
3 – 5 Runden

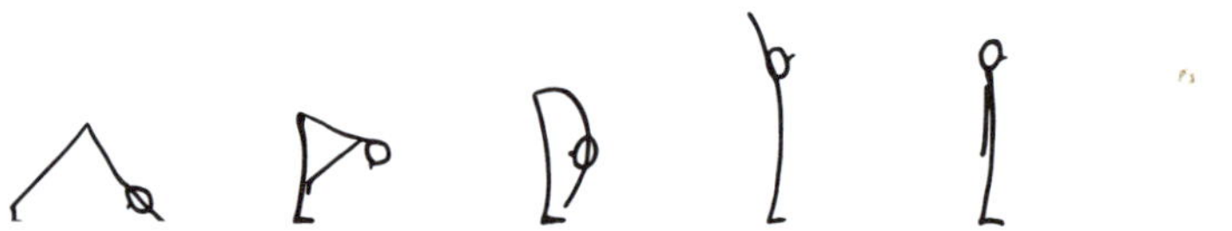

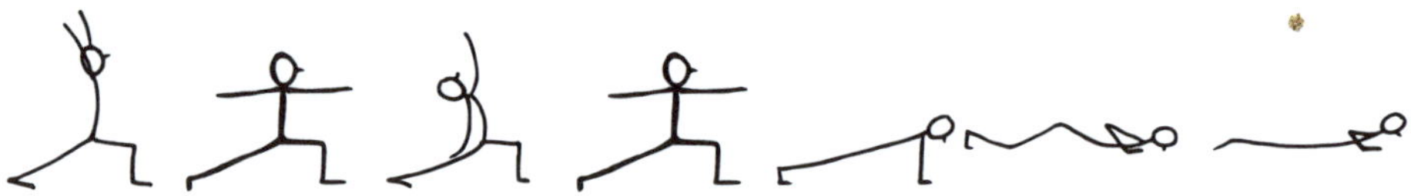

Krieger-Flow
rechts/links

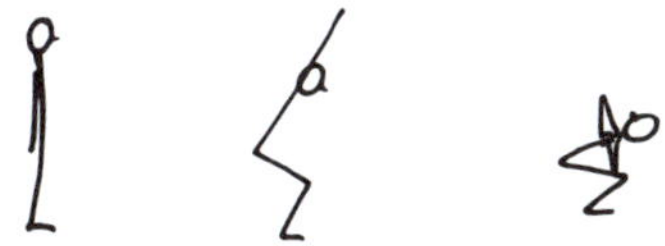

Berg
5 Atemzüge

Blitz
5 Atemzüge

Prayers Twist
rechts/links

Aroma: Koriander auf den unteren Rücken auftragen.

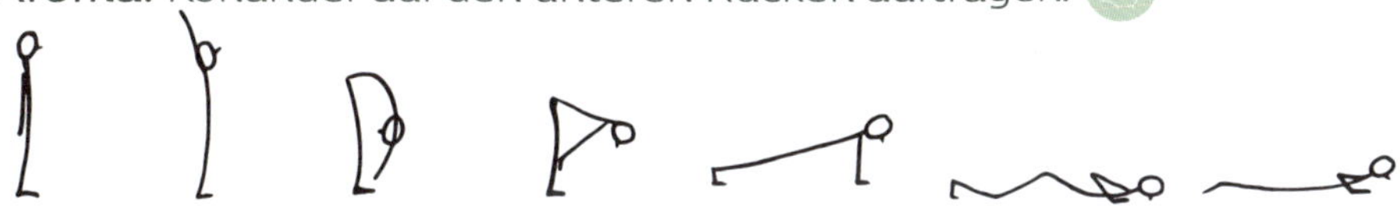

Berg

Sonnengruß

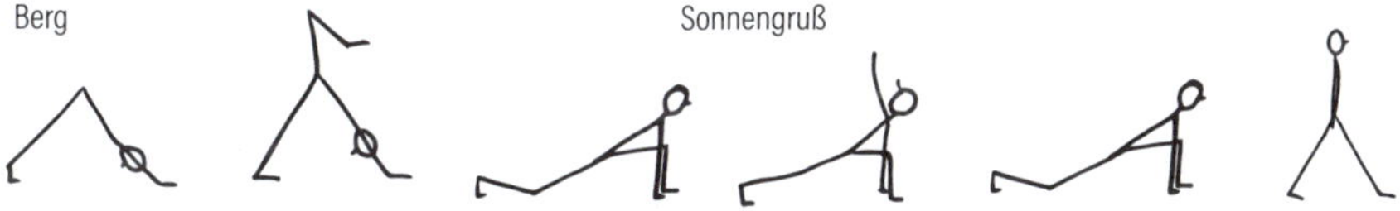

Hund
5 Atemzüge

Dreibeiniger Hund mit Hüftöffnung

Ausfallschritt

Gedrehter Winkel
5 Atemzüge

Ausfallschritt

Übergang
5 Atemzüge

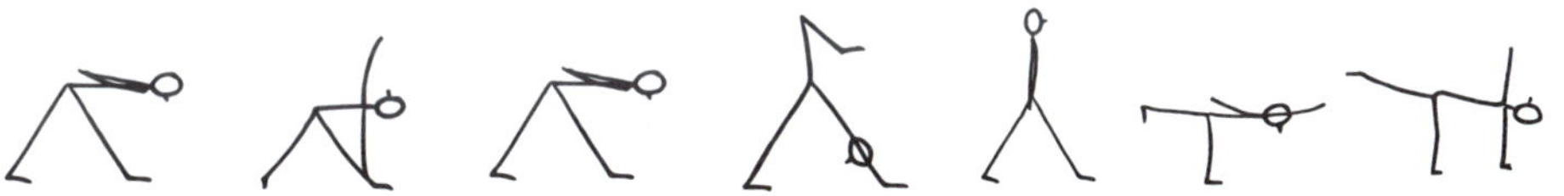

Übergang
5 Atemzüge

Gedrehtes Dreieck (evtl. Block)

Übergang
5 Atemzüge

Dreibeiniger Hund mit Hüftöffnung
5 Atemzüge

Krieger 3

Gedrehter Halbmond (evtl. Block)

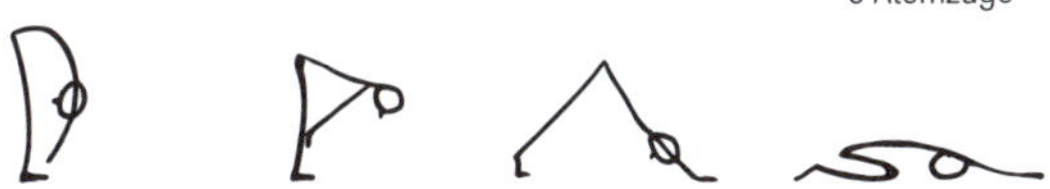

Vorbeuge

Halbe Vorbeuge

Hund
5 Atemzüge

Kind Variation
10 Atemzüge

Aroma: Zitronengras über die Hände inhalieren.

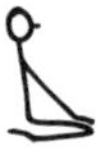
Fersensitz

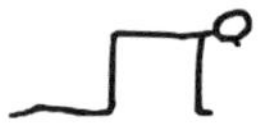
Vierfüßlerstand

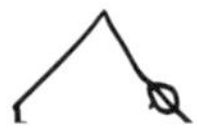
Hund

Brett

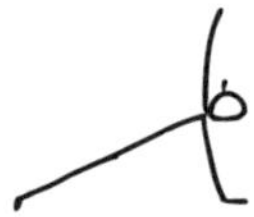
Seitstütz (rechts/links)

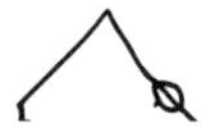
Hund

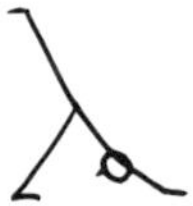
Dreibeiniger
Hund
5 Atemzüge

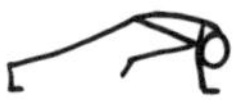
Brett mit Knie
nach vorne
(3 Wiederholungen dann
Wiederholung links)

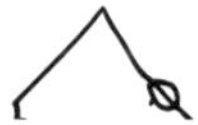
Hund

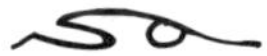
Kind-Variation
10 Atemzüge

Aroma: Sibirische Tanne über die Hände inhalieren.

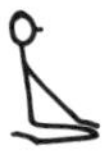
Fersensitz

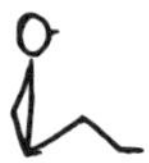
Kutschersitz zum
Nachspüren
1 Minute

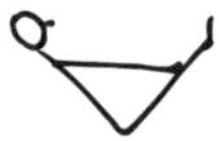
Boot
(gerne Block zwischen den Beinen
festdrücken)

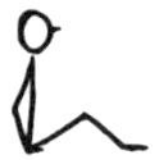
Kutschersitz zum
Nachspüren
1 Minute

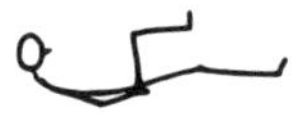
Boot-Variation

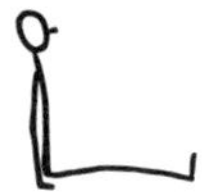
Stab

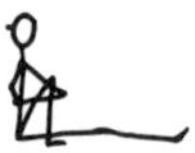
Drehsitz
rechts/links
10 Atemzüge

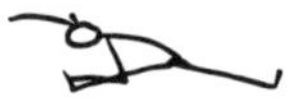
Grätsche mit
Seitneige (rechts/links)

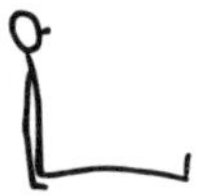
Stab

Umgedrehtes Brett

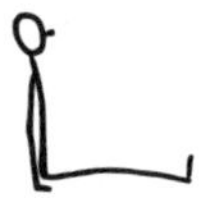
Stab

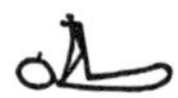
Happy Baby
5 Atemzüge

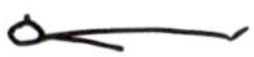

Entspannungs-
haltung

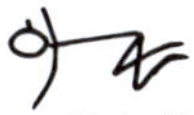

Krokodil
rechts/links

Liegender Schmetterling
zum Nachspüren
1 Minute

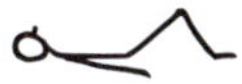

Entspannungshaltung
10 Atemzüge

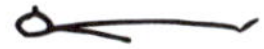

Shavasana
10 Minuten

Dauer: 75 Minuten

Optional: eine *Meditation deiner Wahl*

Begleitung im Alltag: Rezepte für Roll-ons zum Thema *Detox* auf Seite 185

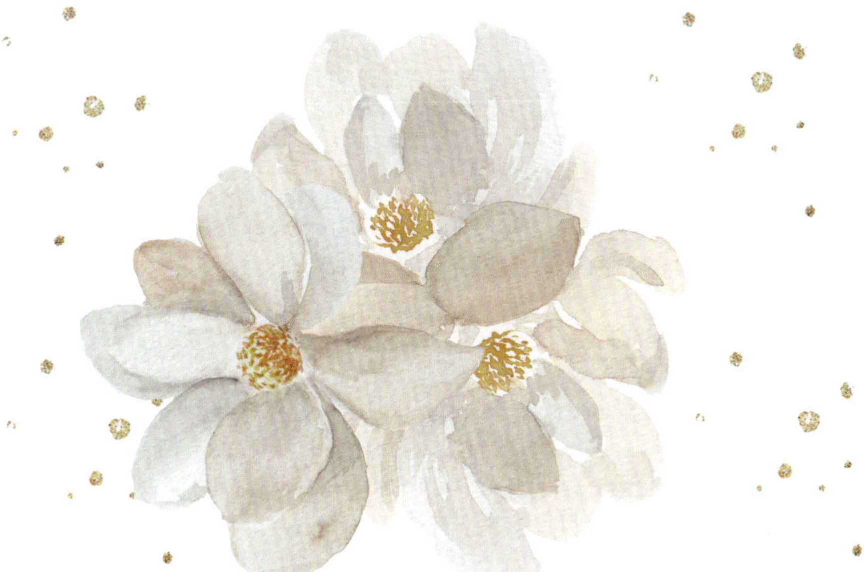

Aroma-Yoga für besseren Schlaf

Meine Workshops zum Thema „besser schlafen" waren bisher immer gut gefüllt. Auch ich kenne Phasen im Leben, wo ich nicht immer gut schlafen konnte. Manchmal ist der Kopf zu voll, Sorgen plagen einen, oder der eigene Biorhythmus ist einfach durcheinander, oder die Ursache ist hormonell bedingt. Nicht gut schlafen zu können kann vielfältige Ursachen haben. Ich würde auf jeden Fall weiter Ursachenforschung betreiben und zusätzlich zur Aromayoga-Praxis auf eine gute Schlafhygiene achten: Am besten immer zur gleichen Zeit ins Bett gehen, um deinen Schlafrhythmus zu trainieren; nicht zu spät zu viel essen; keine aufwühlenden Medien kurz vorm Schlafen konsumieren; und keine aufputschenden Sachen zu sich nehmen. Es lohnt sich, den Aroma-Diffusor mit einer schönen Mischung für den Abend (Rezepte auf Seite 186) rechtzeitig anzustellen, damit der Körper und der Geist den Tag loslassen können. Oder du trägst die ätherischen Öle auf die Reflexzonen auf. Tolle Rezepte für Roll-ons mit beruhigender Wirkung findest du auf Seite 186.

Um nicht mit der To-do-Liste für den nächsten Tag im Kopf ins Bett zu gehen, kann es hilfreich sein, den nächsten Tag schon vorher in einem Planer zu strukturieren, um so entspannter schlafen zu gehen.

Unklug wäre auch eine Yogapraxis, die dich am Abend zusätzlich pusht. Diese Aromayoga-Sequenz fördert daher die Ruhe. Du kannst sie auch dann üben, wenn du innere Unruhe am Tag verspürst oder generell eine turbulente Zeit durchlebst. Beim Übertritt in verschiedene Lebensphasen kann es auch einfach mal ganz normal sein, nicht ganz so tief und friedlich zu schlummern. Obacht solltest du aber geben, wenn unruhige Nächte sogar krank machen. Nicht selten ist ein gestörter Schlaf und damit eine zu kurze Regenerationsphase schuld an einigen Krankheitssymptomen. Bitte konsultiere dann einen Arzt oder Heilpraktiker, um weiter zu forschen, was die Ursache ist. Manchmal bedarf es nur einer neuen Matratze und eines guten Öls und ein wenig Yoga.

Ich bin ruhig und entspannt

Affirmation: Ich bin ruhig und entspannt.

Aroma-Diffusor-Mischung „Gute Nacht“
3 Tropfen Lavendel
1 Tropfen Bergamotte
1 Tropfen Vetiver

Ätherische Öle: Neroli, Orange, Wintergrün, Zedernholz

Hilfsmittel: Bolster, Decke

Einstimmung: ein Sitz deiner Wahl

Aroma: Zedernholz über die Hände inhalieren.

Leg dich, nachdem du den Duft inhaliert hast, in die Rückenlage. Beginn deine Praxis mit einer Ausruhhaltung und reise innerlich mit deiner Wahrnehmung durch den Körper. In welchen Bereichen spürst du Anspannung? Lass diese Körperbereiche ganz bewusst mit der Ausatmung los. Wenn es mehrere Bereiche gibt, verfahr so lange damit, innerlich durch den Körper zu reisen und loszulassen, bis es sich für dich entspannt anfühlt. Gelingt es nicht überall, akzeptier es. Auch das Loslassen braucht Übung – setz dich nicht unter Druck. Wiederhol die Affirmation und erlaube dir, voll und ganz in eine Beobachterrolle zu gehen. Bleib wertfrei und nimm wahr, was ist.

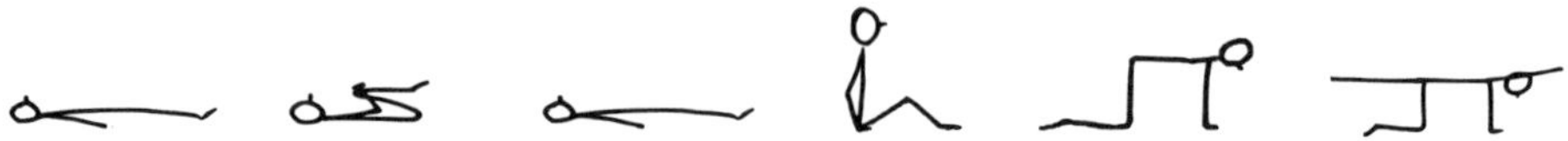

Rückenlage – Knie zur Brust, 10 Atemzüge – Rückenlage, 10 Atemzüge – Scheibenwischer, 1 Minute – Diagonale Katzendehnung (rechts/links)

Aroma: Orange über die Hände inhalieren und auf das Herz auftragen.

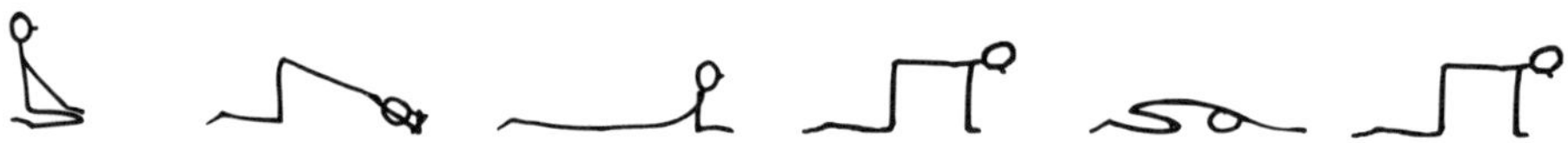

Fersensitz – Anahata-Asana soft mit verschränkten Unterarmen, 5 Atemzüge – Sphinx, 5 Atemzüge – Vierfüßlerstand – Kind-Variation, 5 Atemzüge – Vierfüßlerstand

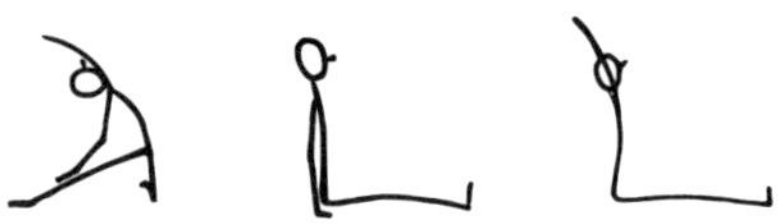

Querbalken (rechts/links) – Stab, 5 Atemzüge – Stab; Arme heben

Aroma: Wintergrün auf den unteren Rücken auftragen.

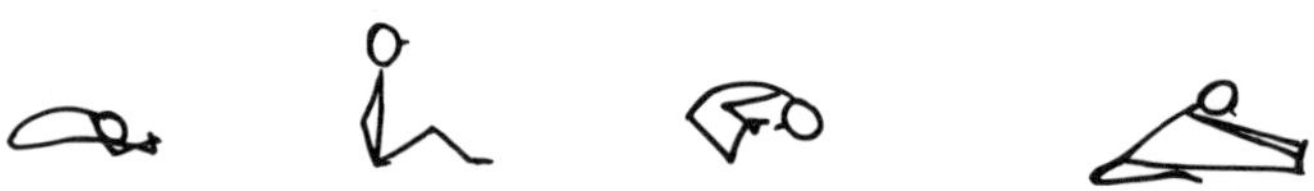

Sitzende Vorbeuge, 10 Atemzüge – Scheibenwischer im Sitzen, 1 Minuten – Winkel-Vorbeuge, 10 Atemzüge – Janu-Shirshasana (rechts/links), 10 Atemzüge

Aroma: Neroli auf Schläfen und Stirn auftragen.

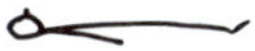

Rückenlage
5 Atemzüge

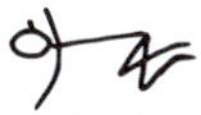

Krokodil
(rechts/links)

Shavasana
10 Minuten

Dauer: 25 Minuten

Optional: eine *Meditation deiner Wahl*

Begleitung im Alltag: Rezepte für Roll-ons für *Ruhe* auf Seite 186

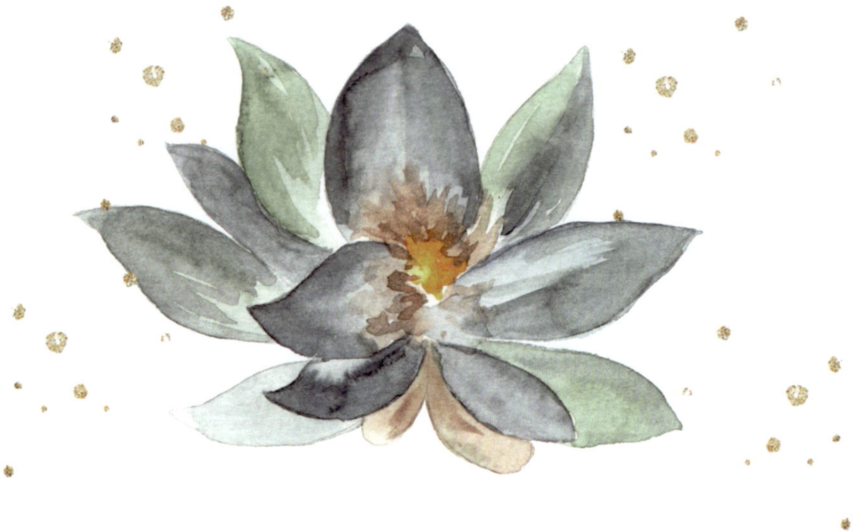

Aroma-Yoga für die Verdauung

Ich denke, es ist mittlerweile kein Tabuthema mehr, sich auch außerhalb von Krabbelgruppen über Stuhlgang und die Verdauung zu unterhalten. Ich selbst litt jahrelang unter Durchfällen und vielen Lebensmittelunverträglichkeiten, und bei emotionaler Unruhe ging in meinem Bauch so richtig die Post ab. Das ist heute zum Glück anders. Die ätherischen Öle, zusammen mit Yoga und einer Ernährungsumstellung, haben mir geholfen, meinen nervösen Darm zu beruhigen. Heute kann ich wieder fast alles essen, worauf ich Lust habe, und mein Stuhlgang ist normal. Ich teile hier meine persönliche Erfahrung, die Mut machen soll, dass es wieder besser werden kann. Es gab Momente, da war ich fast am Verzweifeln, aber es hat sich gelohnt, die Hoffnung nicht aufzugeben.

Darmgesundheit ist so wichtig für das Wohlbefinden. Ich weiß aus unzähligen Gesprächen, dass viele Menschen damit Probleme haben – sei es Durchfall, sei es Verstopfung –, weshalb mir gerade diese Übungsreihe sehr am Herzen liegt. Die ätherischen Öle, die wir in dieser Übungsreihe verwenden, sorgen für einen Ausgleich und für Harmonie im Darm – egal, in welcher Richtung es gerade schwierig ist. Natürlich hängt eine gesunde Verdauung von sehr vielen Faktoren ab, und für eine langfristige Besserung bedarf es oftmals einen ganzheitlichen Blicks auf das eigene Leben. Ich würde dir raten, dich hierzu von Experten beraten zu lassen. Diese Praxis hier kann sicherlich nur einen kleinen Teil zur Linderung beitragen.

Affirmation: Ich bin voller Zuversicht.

Aroma-Diffusor-Mischung „Balance für die Verdauung"
2 Tropfen Fenchel
1 Tropfen Pfefferminze
1 Tropfen Zitrone

Ätherische Öle: Ingwer, Rosengeranie, Römische Kamille, Sandelholz, Zitrone

Hilfsmittel: Bolster, Blöcke und Decke nach Bedarf

Einstimmung: Einfacher Sitz

Aroma: Römische Kamille auf den Bauch auftragen.

Leg deine Hände auf den Bauch und atme tief in die Hände. Spür den Atembewegungen unter deinen Händen nach. Nimm wahr, wie sich deine Bauchdecke mit jeder Einatmung hebt und mit jeder Ausatmung wieder senkt. Beobachte einige Zeit, und spür nach, ob dein Darm eine Rückmeldung gibt. Bewerte diese nicht, nimm einfach nur wahr, wie sich dein Bauch anfühlt.

Ich bin voller Zuversicht

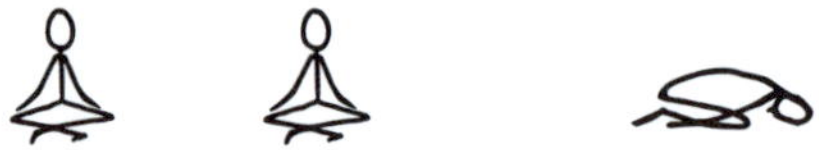

Einfacher Sitz | Sufi-Kreise | Kind mit Händen weiterhin auf dem Bauch 5 Atemzüge

Aroma: Ingwer über die Hände inhalieren.

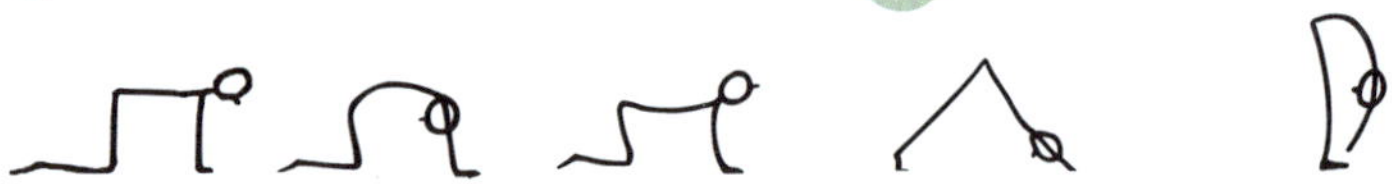

Fersensitz | Vierfüßlerstand; Katze-Kuh mit dynamischer Atmung 10 x | Hund | Baumelnde Vorbeuge

Aroma: Rosengeranie auf das Herz auftragen.

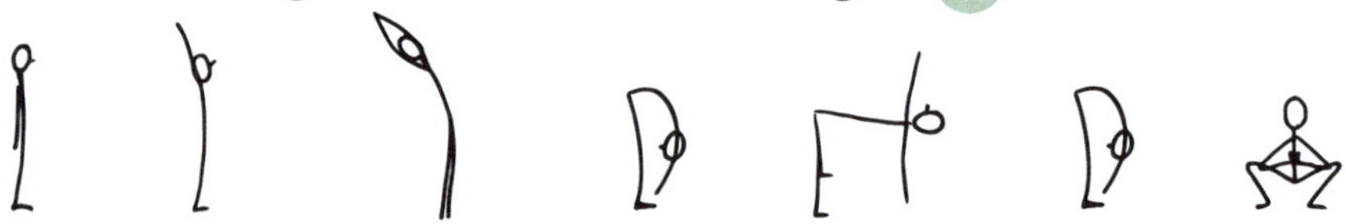

Berg | Berg mit gehobenen Armen | Seitneige | Vorbeuge | Vorbeuge – Grätsche mit Drehung | nur Oberkörper in Vorbeuge | Hocke 5 Atemzüge

Aroma: Zitrone über die Hände inhalieren.

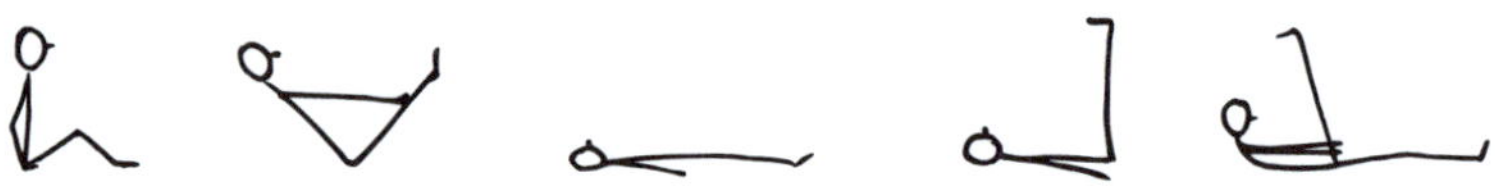

Sitzender Scheibenwischer | Boot | Rückenlage | Liegender Stock | Boot-Variation

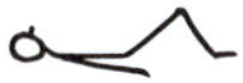

Entspannungshaltung
5 Atemzüge

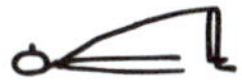

Schulterbrücke
5 Atemzüge

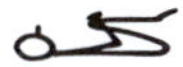

Knie zur Brust
5 Atemzüge

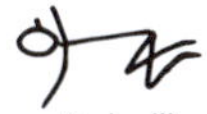

Krokodil
rechts/links

Aroma: Sandelholz auf den Punkt zwischen den Augenbrauen auftragen.

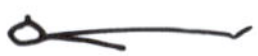

Shavasana
10 Minuten

Dauer: 40 Minuten

Optional: *Atemmeditation* (Seite 168) oder *Dankbarkeitsmeditation* (Seite 174)

Begleitung im Alltag: Rezepte für Roll-ons für die *Verdauung* Seite 187)

Aroma-Yoga zur Stärkung der Abwehrkräfte

Neigst du dazu, jeden Schnupfen mitzunehmen? Alle Infekte, die herumgehen, scheinen dich zu finden? Ja, es kann sein, dass du häufiger kränkelst als der Durchschnitt? Als mein Sohn noch im Kindergartenalter war, hatte ich jeden Monat einen Infekt. Für Kleinkinder ist das okay, die bauen dadurch ihre Immunabwehr auf – aber ich habe mich damals gefragt, warum ich so anfällig bin. Rückblickend zeigte sich, dass ich wenig Schlaf hatte, was mich gestresst und so mein Immunsystem geschwächt hat. Schulmedizinisch war zumindest keine Auffälligkeit festzustellen, aber mein Sohn, den ich sehr liebe, hat mich dreieinhalb Jahre lang nicht durchschlafen lassen. Kein Wunder, dass zu wenig Regeneration auch unser Immunsystem und damit unsere Abwehrkräfte schwächt.

Neben zu wenig Schlaf gibt es viele andere Faktoren, die uns schwächen können: zu viel Stress, ungesunde Ernährung, andere chronische Krankheiten etc. Die wunderbare Welt der ätherischen Öle hat auch hier Möglichkeiten für dich, dein Immunsystem zu unterstützen.

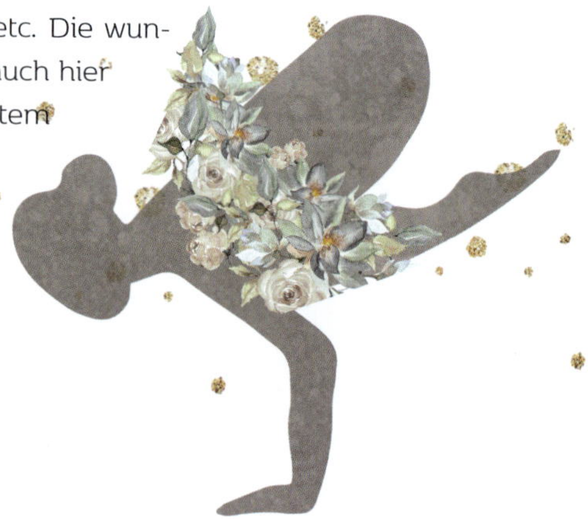

Affirmation: Ich bin stark.

Aroma-Diffusor-Mischung „Immun-Booster“

2 Tropfen Weihrauch

1 Tropfen Copaiba

1 Tropfen Petitgrain

1 Tropfen Teebaum

1 Tropfen Zitrone

Ätherische Öle: Limette, Oregano, Pinker Pfeffer, Thymian, Weihrauch

Hilfsmittel: Block, Decke bei Bedarf

Einstimmung: im Stand

Aroma: Thymian über die Hände inhalieren.

Leg die Handflächen vor deinem Herzen aneinander in die Namaste-Mudra. Hier treffen sich linke und rechte Körperhälfte vor deinem Herzen. Werde dir deiner Füße bewusst, zieh noch mal alle Zehenspitzen nach oben und versenke dann alle Zehen gleichmäßig in den Boden. Verlagere dein Gewicht mal mehr auf den rechten Fuß, und dann auf den linken. Schwanke dabei ein klein wenig nach rechts und nach links. Balancier dich dann wieder zur Mitte ein. Komm auch symbolisch in deiner Mitte an. Steh aufgerichtet und gerade. Sei dir deiner selbst bewusst.

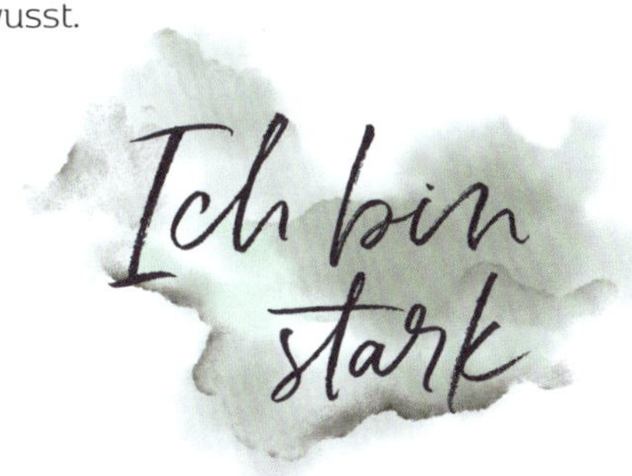

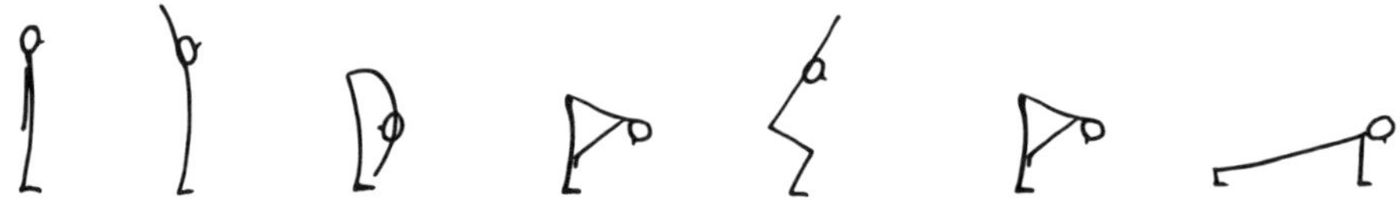

Berg · Berg mit gehobenen Armen · Vorbeuge · Halbe Vorbeuge · Blitz · Halbe Vorbeuge · Brett 10 Atemzüge

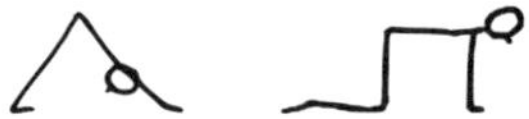

Hund · Vierfüßlerstand

Aroma: Limette auf die Handgelenke auftragen.

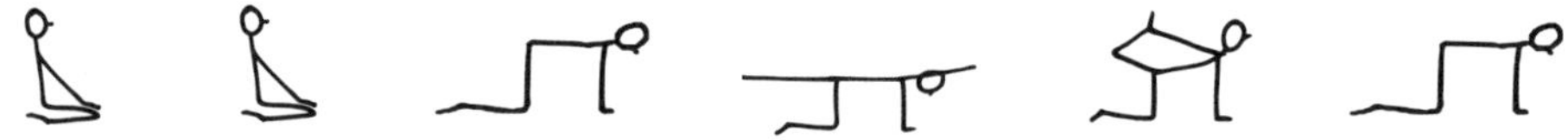

Fersensitz · Fersensitz mit Brustöffnung · Diagonale Katzendehnung · Tiger (Wiederholung andere Seite) · Bogen spannen · Vierfüßler

Aroma: Pinken Pepper über die Hände inhalieren.

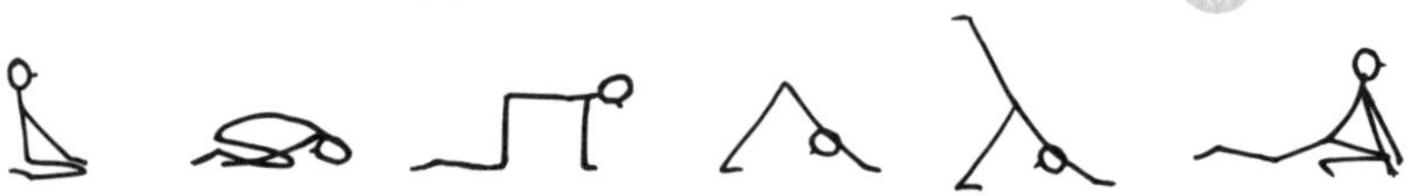

Fersensitz · Kind 5 Atemzüge · Vierfüßlerstand · Hund · Dreibeiniger Hund · Taube

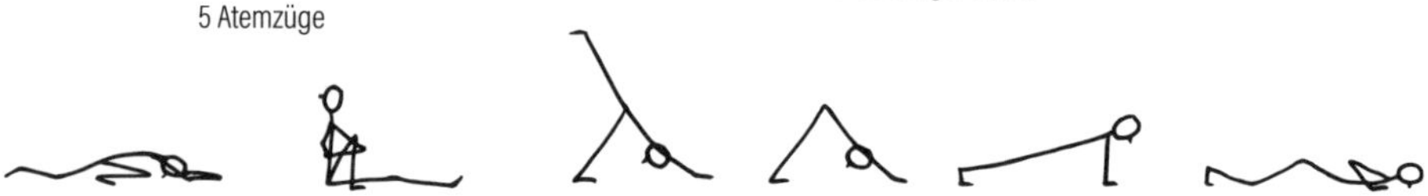

Taube · Drehsitz rechts/links 10 Atemzüge · Dreibeiniger Hund (Wiederholung andere Seite) · Hund · Brett 10 Atemzüge · Über die Knie

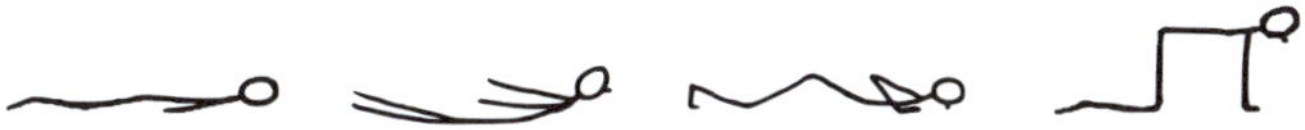

Bauchlage · Heuschreck · Über die Knie · Vierfüßlerstand.

Aroma: Oregano auf die Fußsohlen auftragen.

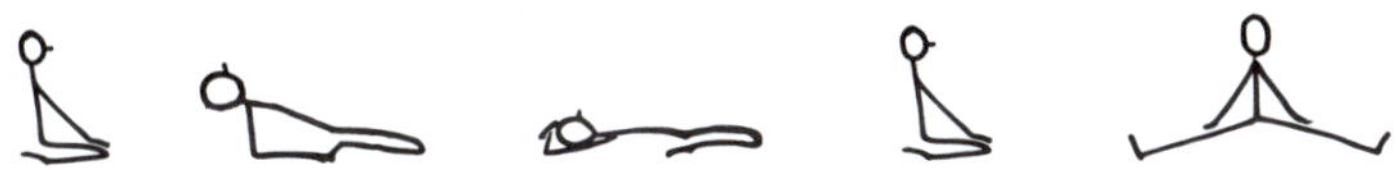

Fersensitz · Sattel soft · Wer mag, tiefer in den vollen Sattel · Fersensitz · Sitzende Grätsche mit Vorbeuge · Weite Grätsche

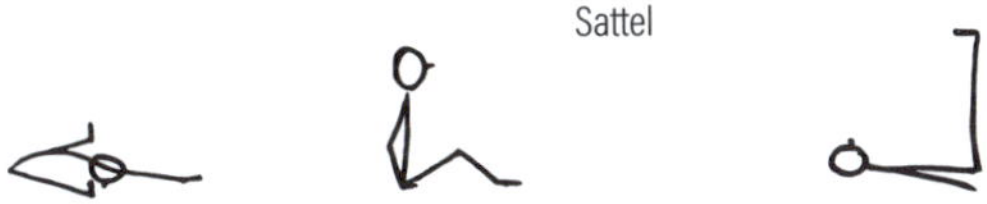

Sitzende Grätsche mit Vorbeuge · Scheibenwischer 10 · Viparita-Karani– gerne Becken erhöhen und Beine an die Wand

Aroma: Weihrauch auf Herz und Stirn auftragen.

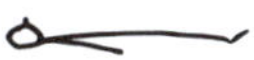

Shavasana
10 Minuten

Dauer: 60 Minuten

Optional: eine *Meditation deiner Wahl*

Begleitung im Alltag: Rezepte für Roll-ons zur *Stärkung der Abwehrkräfte* (Seite 188)

Aroma-Yoga für einen klaren Kopf

Nach einer sehr kräftezehrenden Phase habe ich selbst erlebt, was „Gehirnnebel“ ist. Ich fühlte mich ständig so, als hätte ich einen Helm auf – als würde ich unter einer Art Taucherglocke sein. Unter dieser lief auch mein Gehirn gefühlt auf Sparflamme. Ich konnte mich sehr schlecht konzentrieren und kaum eine Buchseite lesen – also, lesen schon, aber der Inhalt blieb nicht hängen. Im Alltag passierten Fehler, ich vergaß Termine, obwohl ich sonst ein zuverlässiger Mensch bin. Gehirnnebel nur durch Yoga verschwinden zu lassen, mag für einige funktionieren, aber ich stellte fest, dass auch hier die ätherischen Öle für mich sehr viel Klarheit für den Kopf gebracht haben.

Diese Übungsreihe ist auch gut, wenn du dazu neigst, zu viel zu grübeln. Die meisten unserer Gedanken sind immer wiederkehrend. Man verpasst nicht wirklich viel, wenn man sie auch mal loslässt. Aber das ist ja bekanntlich die Königsdisziplin im Yoga: den Kopf frei bekommen, den Geist ruhig halten. Wer lag nicht schon mal in *Shavasana* und ist in Gedanken beim nächsten Großeinkauf oder dem nächsten Kalendereintrag gewesen?

Wenn du das Gefühl hast, nicht konzentriert bei einer Sache bleiben zu können, dann ist diese Aromayoga-Praxis perfekt für dich, um den Kopf frei zu bekommen.

Ich bin klar

Affirmation: Ich bin klar.

Aroma-Diffusor-Mischung „Frischer Geist“

2 Tropfen Douglasie

1 Tropfen Basilikum

1 Tropfen Kardamom

1 Tropfen Zitronengras

Ätherische Öle: Immortelle, Lavendel, Rosmarin, Zitrone

Hilfsmittel: Decke

Einstimmung: ein Sitz deiner Wahl

Aroma: Rosmarin über die Hände inhalieren.

Rosmarin bringt dich ganz in deine Präsenz. Spür eine neue Wachheit. Wo kannst du wahrnehmen, dass es in dir klarer wird? Lass deine Stirn weiter werden. Streiche sanft mit den Fingern von der Mitte der Stirn in Richtung Schläfen. Massier deine Schläfen mit sanften, kreisenden Bewegungen, so lange, wie du magst.

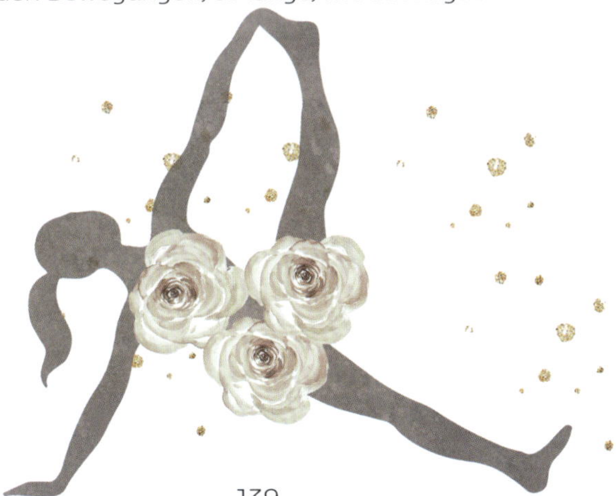

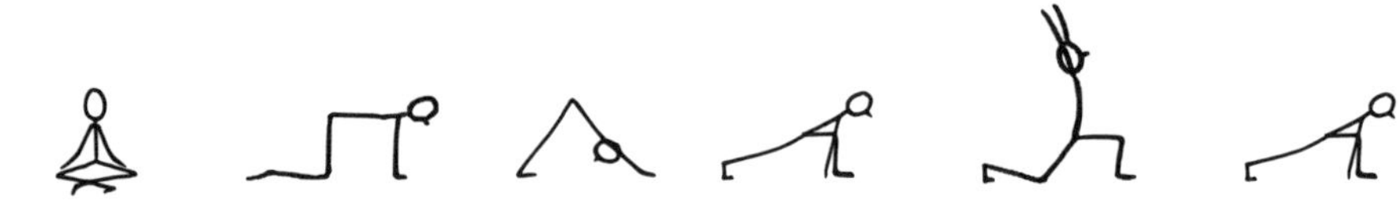

Sitz (Kopf langsam kreisen lassen) · Vierfüßler · Hund · Ausfall-schritt · Kleiner Krieger · Ausfall-schritt

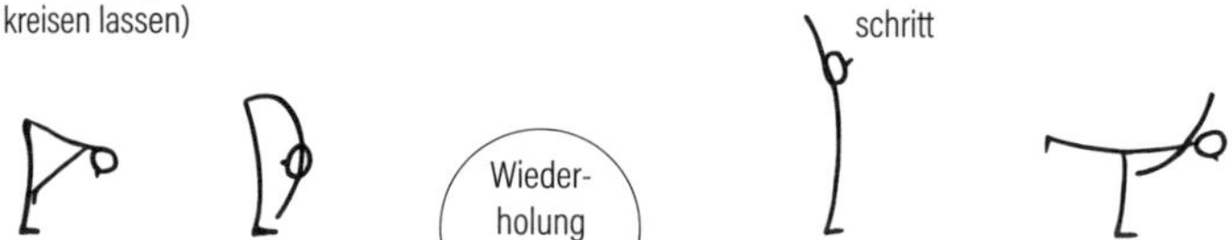

Halbe Vorbeuge · Vorbeuge · Wiederholung linke Seite · Berg mit gehobenen Armen · Krieger 3

Aroma: Zitrone über die Hände inhalieren.

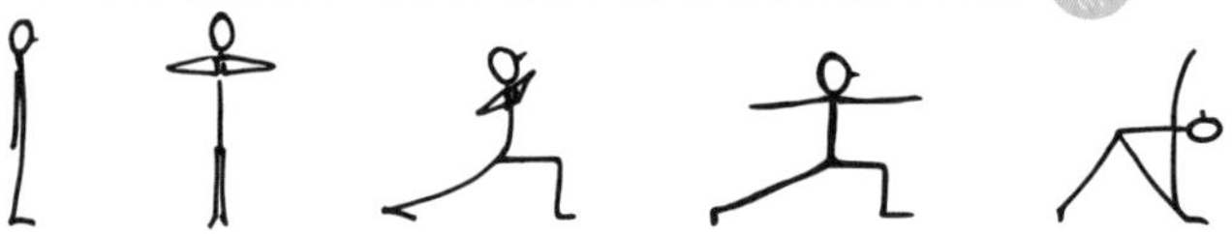

Berg · Hände im Namaste · Krieger 1 mit Händen im Namaste · Krieger 2 · Dreieck

Aroma: Lavendel auf Schläfen und Nacken auftragen.

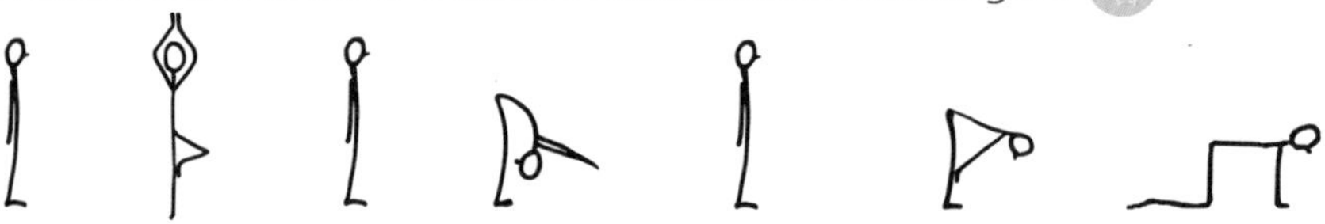

Berg · Baum (rechts/links) · Berg · Vorbeuge mit Brustöffner · Berg · Halbe Vorbeuge · Vierfüßlerstand

Aroma: Immortelle auf die Stirn auftragen.

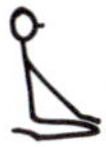

Fersensitz

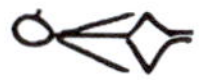

Liegender Schmetterling

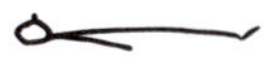

Shavasana 10 Minuten

Dauer: 30 Minuten

Optional: *One-Minute-Meditation* (Seite 166)
Begleitung im Alltag: Rezepte für Roll-ons für *einen klaren Kopf* (Seite 189)

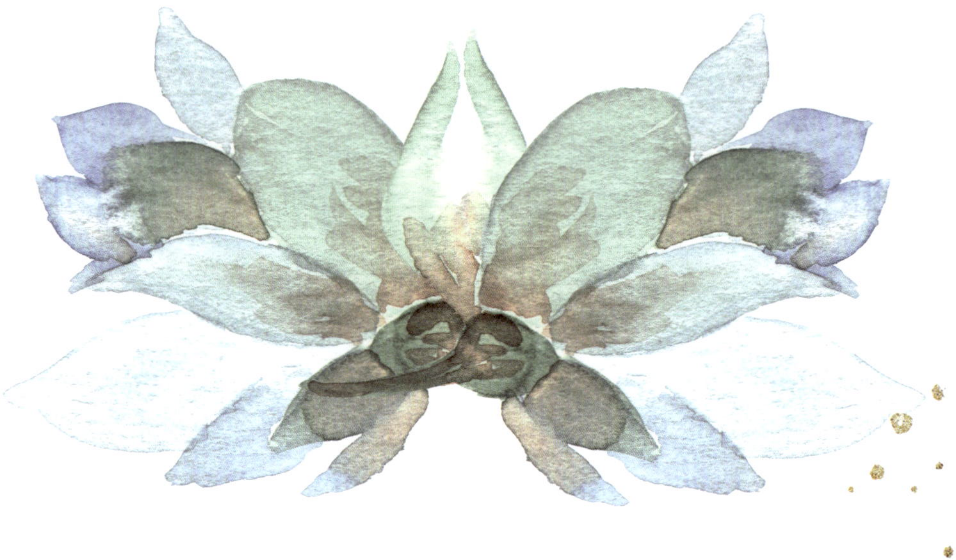

Ätherische Öle für die Chakren

Was sind Chakren?

Ich möchte Dir hier nur eine einfache Erläuterung liefern. Die körperlich bezogenen Übungsreihen werden durch die feinstoffliche Energie der ätherischen Öle im Aroma-Yoga ergänzt. Auch die Energiezentren der Chakrenlehre aus dem Yoga gehören in diese feinstoffliche Ebene.

Die sieben Hauptchakren bilden einen Kreislauf der Lebensenergie, die man im Yoga als *Prana* bezeichnet. In anderen Kulturen wird es als *Chi* bezeichnet. Das Wort *Chakra* kommt aus dem Sanskrit und heißt wörtlich übersetzt „Rad". Diese Ernergieräder oder -zentren liegen entlang der Wirbelsäule bzw. das Wurzelchakra am unteren Ende, das Stirnchakra auf der Stirn, und das Kronenchakra oberhalb des Schädels. Die Wirbelsäule ist für die Yogis ein sehr wichtiger Energiekanal. Wirf kurz einen Blick auf dieses Schaubild. Vielleicht gehörst du wie ich auch eher zum visuellen Lerntyp. Bilder können manchmal mehr veranschaulichen als Worte.

Welches sind die sieben Hauptchakren?

Wie schon erwähnt, gibt es sieben Energiezentren entlang der Wirbelsäule. Diese möchte ich dir nun einzeln vorstellen. Jedes Chakra hat ein bestimmtest Thema. Auch ätherische Öle haben bestimmte Themen auf der feinstofflichen Ebene. Darum ist es gut, sich diese Themen einmal anzuschauen.

Prana, die Lebensenergie, fließt durch die verschiedenen Chakren. Es gibt keine klare Grenze, wie an einem Gartenzaun. Energien fließen ineinander, und die Grenzen sind durchlässig. Dennoch kann es vorkommen, dass Energie nicht frei fließen kann oder blockiert ist, dann kann es zu einem Energiemangel mit verschiedenen Symptomen kommen. Das Grundverständnis für die Chakrenlehre wird dich klarer erkennen lassen, was du im Aroma-Yoga gerade brauchst, welche Übungsreihe und welche ätherischen Öle dich unterstützen können, um dein Energieniveau zu heben.

1. Wurzelchakra (Muladhara-Chakra)
2. Sakralchakra (Svadishthana-Chakra)
3. Nabelchakra (Manipura-Chakra)
4. Herzchakra (Anahata-Chakra)
5. Halschakra (Vishuddha-Chakra)
6. Stirnchakra (Ajna-Chakra)
7. Kronenchakra (Sahasrara-Chakra)

Wie schon erwähnt, hat jedes Chakra ein bestimmtes Thema. Man kann sich die Chakren auch als Bewusstseinszentren vorstellen. Ich habe hier die traditionelle Sanskrit-Bezeichnung hinter die deutschen Bezeichnungen gesetzt, weil das Sanskrit weitere Hinweise zur Bedeutung liefert, worum es auf tieferer Ebene und im großen Ganzen genauer geht. Ich werde in diesem Buch nicht weiter auf die Symbolsprache der einzelnen Chakren eingehen, weil das zu umfangreich wäre.

Einige ätherische Öle sind für mehrere Chakren gut. Auch hier sage ich nicht, dass meine Liste komplett ist. Es gibt noch mehr ätherische Öle auf dieser Welt. Aber in diesem Buch habe ich mich auf diejenigen konzentriert, die wir auch in den Aromayoga-Übungsreihen wiederfinden. Meine Einteilung beruht auf meiner Erfahrung mit den Ölen und denen anderer. Wie Yoga auch, ist dies ein Weg der Erfahrung. Du bist eingeladen, dich selbst zu beobachten. Selbststudium ist ein wesentlicher Punkt der Yogapraxis.

Ich empfehle dir, deine eigenen Erfahrungen aufzuschreiben, ein Tagebuch zu führen. Wie geht es dir nach der Anwendung eines ätherischen Öls – nach einer Übungsreihe? Mach deine eigenen Erfahrungen. Eine Yogahaltung und auch ein ätherisches Öl wirken komplex, und es gibt hier so viele verschiedene Erfahrungen wie Übende.

Werfen wir nun einen Blick auf die Chakren in Verbindung mit einigen ätherischen Ölen, zu denen ich dir Impulse mitgeben möchte.

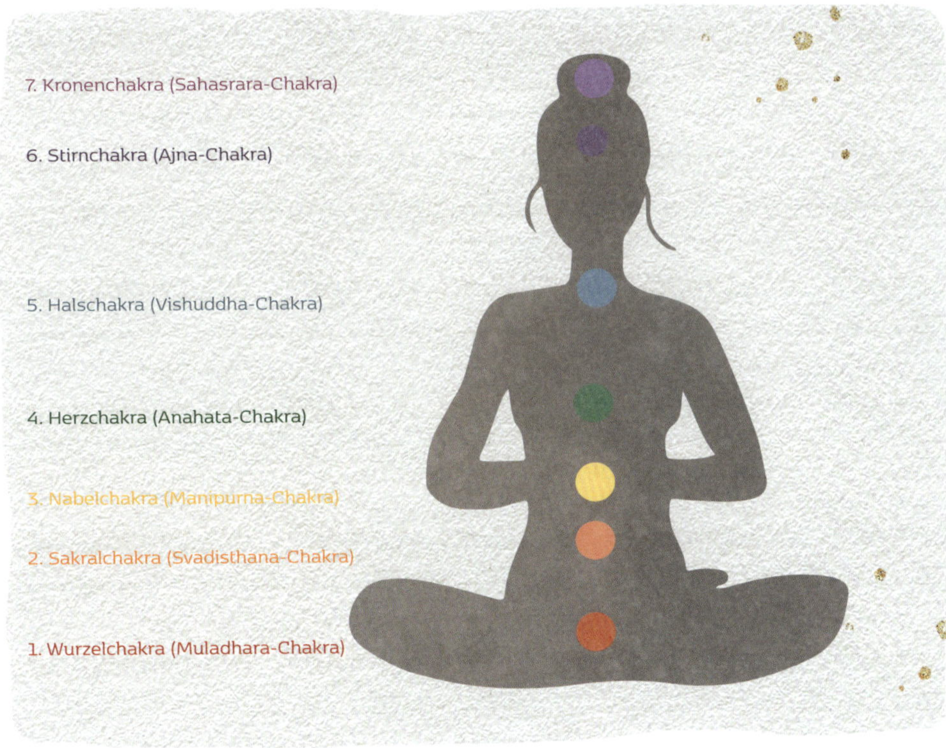

Wurzelchakra

(Muladhara-Chakra)

Das Wurzelchakra (*muladhara* = „Wurzelunterstützung") hat etwas mit Stabilität zu tun und ist dem Element Erde zugeordnet. Für uns Menschen ist es wichtiger denn je, geerdet zu sein. Aus der Stabilität heraus können wir wachsen und unser Potenzial entfalten. Das Streben nach Erleuchtung bringt uns nichts im Alltag, wenn wir nicht auch mit beiden Beinen fest im Leben stehen und uns sicher und unterstützt fühlen.

Dieses Chakra verleiht dem Körper Kraft, indem es auf energetischer Ebene für Harmonie zwischen dem praktischen Handeln und den Phasen der Regeneration sorgt. Es gibt dir die Kraft, die Dinge anzugehen, ohne den Halt zu verlieren – die Kraft, voller Vertrauen voranzugehen. Das Wurzelchakra wird geschwächt, wenn du zu sehr grübelst und zu lange nachdenkst, oder wenn du dich grundlos und ständig sorgst. Dann bist du wie gelähmt und kommst nicht mehr dazu, zu handeln. Selbstverständlich ist es klug, sich über wichtige Dinge Gedanken zu machen. Nur müssen wir es schaffen, dass, nachdem wir alles gut durchdacht haben, auch eine Handlung kommt. Es könnte dir sonst passieren, dass du gute Chancen verpasst, weil du über zu viel Denken nicht ins Tun gekommen bist. So lang ist das Leben nun auch nicht. Das Wurzelchakra hilft uns, das Leben anzupacken und das zu tun, was nötig ist.

Wenn dein Wurzelchakra in Harmonie ist, dann fühlst du dich innerlich zentriert und kannst gut im Moment leben. Du hast genug Energie, um fest verwurzelt zu sein und gleichzeitig gut voranzukommen, ohne dich ausgebremst zu fühlen. Sollte dein Wurzelchakra nicht in Balance sein, könnten dich die folgenden ätherischen Öle unterstützen.

Ätherische Öle für das Wurzelchakra

- Myrrhe
- Patchouli
- Vetiver
- Zedernholz

Impuls Zedernholz – das Öl der Gemeinschaft

Hab keine Angst davor, dich so zu zeigen, wie du bist. Verstell dich nicht, es kommt über kurz oder lang eh raus. Keiner kann es lange durchhalten, eine Maske zu tragen, wenn man sich eine tiefe, ehrliche Verbindung zu einer Gemeinschaft wünscht. Es ist furchtbar anstrengend, wenn man immer nur versucht, anderen zu gefallen, um von der Gemeinschaft akzeptiert zu werden. *Find your tribe!* Schlag soziale Wurzeln in einer Gemeinschaft, in der du dich wohlfühlst.

Impuls Patchouli – das Öl der Körperlichkeit

Patchouli unterstützt dich dabei, in die Präsenz deines Körpers zu kommen und dich zu erden. Es bringt dich in deine Kraft, wenn du dich körperlich schlapp fühlst. Es stabilisiert dich auch mental und schafft so eine Brücke zwischen Geist und Körper. Es beruhigt Herz und Verstand und bringt beide einander näher. Es unterstützt dich dabei, deinen Körper wertzuschätzen und dich selbst nicht zu verurteilen.

Impuls Vetiver – das Öl der Zentrierung und der Abstammung

Brennt es gerade irgendwo in deinem Leben? Dann sind Maßnahmen zur Verringerung der emotionalen, körperlichen und psychischen Herausforderungen angebracht. Löse dich von deinem Seelenschmerz. Dafür musst du dich zunächst deinen Themen stellen. Vetiver unterstützt dich dabei, dich zu zentrieren. Verbinde dich mit dem Bild von Wurzeln, die fest in der Erde verankert sind. Denk daran, dass du die Fähigkeit hast, dich in einem Sturm mental, physisch, spirituell und emotional mit dem Wind zu beugen, um nicht zu brechen. Lass auch diese Erfahrung des Lebens zu deinem persönlichen Wachstum beitragen. Erinnere dich an deine Wurzeln und denk immer daran, wie viel du wachsen kannst, um zu deiner ganzen Größe zu gelangen. Dann wird es dir leichterfallen, deine Prioritäten zu setzen.

Impuls Myrrhe – das Öl der Mutter Erde

Fühlst du dich in letzter Zeit zerstreut oder verwirrt? Wurdest du enttäuscht, und fällt es dir schwer, zu vertrauen? Finde wieder zur tiefen Verbindung mit dir selbst und erde dich. Konzentrier dich auf das, was in deinem Leben wichtig ist. Misstrauen sollte nicht deine Grundhaltung im Leben sein. Vertrau deinen Fähigkeiten – so wirst du das Leben mit seinen Herausforderungen meistern. Myrrhe wirkt unterstützend, wenn du keine gute Mutter-Kind-Bindung hast. Es heilt die Seele, die sich nach einer Mutter sehnt. „Fühl dich geliebt" ist die Botschaft auf feinstofflicher Ebene.

Sakralchakra

(Svadishthana-Chakra)

Der Sanskrit-Name des Sakralchakras leitet sich von zwei Wörtern ab: *swa* heißt „das Eigene“, und *adhisthana* „Wohnung“ oder auch „Sitz“ – gemeint ist also „die eigene Wohnung“ oder „der eigene Sitz“. Dieses Chakra ist dem Element Wasser zugeordnet. Emotional steht es in Verbindung mit unseren Beziehungen – unseren Interaktionen mit anderen Menschen in unserem Leben.

Diese Beziehungen nähren oder vermindern das Energieniveau dieses Chakras. Dieses Chakra reagiert sehr sensibel auf unsere Gefühle. Wenn es geschwächt ist, fühlen wir uns unsicher und haben wenig Selbstvertrauen. Ist es ausgeglichen, dann fühlen wir uns mit den Menschen und mit uns selbst wohl. Es steht auch in enger Verbindung zu unserer Sexualität. Wenn es ausgeglichen ist, fühlen wir Zufriedenheit und Fülle. Ist es geschwächt, dann empfinden wir Mangel. Es steht zudem für den kreativen Fluss in uns.

Ätherische Öle für das Sakralchakra

- Jasmin
- Orange
- Ylang-Ylang

Impuls Ylang-Ylang – das Öl des inneren Kindes

Bist du bereit, das Beste von allem anzuziehen? Glaubst du, dass das Beste noch kommt? Triff eine klare Entscheidung, um das Gute jetzt, in diesem Moment, zu manifestieren. Warte nicht bis morgen. Du bist aufgerufen, im täglichen Leben Spiritualität zu erfahren. Sieh die Liebe, die in allem steckt – mit dem reinen Herzen eines Kindes. Verbinde dich mit reiner Lebensfreude.

Impuls Orange – das Öl der Fülle und des Reichtums

Fühlst du dich gerade schlecht? Brauchst du etwas Brillanz und Begeisterung? Dann ist es Zeit für etwas ätherisches Orangenöl. Tritt ein in dein Licht und sei alles, was du sein möchtest. Alles, was du dafür brauchst, ist schon in dir angelegt. Zeig dich endlich in deiner ganzen Größe! Sei inspiriert für unbegrenzte Lösungen und Möglichkeiten, alles zu meistern.

Impuls Jasmin – das Öl der sexuellen Reinheit und der Balance

Wie geht es dir mit deiner Sexualität? Ein sehr intimes Thema, das in Verbindung mit Vertrauen zum Partner eine tiefe Befriedigung mit sich bringen kann. Wir sehnen uns nach Berührungen, und Jasmin schenkt dir das Gefühl, die Reinheit der Berührung und deine Lust zu entfalten. Wenn du negative sexuelle Erfahrungen gemacht hast, unterstützt dich Jasmin dabei, sie loszulassen, um wieder in Balance zu kommen.

Nabelchakra

(Manipura-Chakra)

Der Sanskrit-Name des Nabelchakras leitet sich ebenfalls von zwei Wörtern her: *mani* bedeutet „Juwel“, und *pura* „Ort“. Es ist dem Element Feuer zugeordnet. Oftmals wird dieses Chakra auch als unsere innere Sonne bezeichnet. Es ist ein sehr machtvolles Energiezentrum. Von hier trägst du dein Licht hinaus in die Welt. Wenn dir dies nicht möglich ist, dann ist eventuell dein Selbstvertrauen geschwächt. Es gibt Menschen, da hat man das Gefühl, sie würden regelrecht strahlen – auf eine positive Art und Weise.

Dieses Chakra unterstützt dich dabei, dich so zu zeigen, wie du bist, und voller Selbstvertrauen voranzugehen. Über dieses Chakra kommen wir wirklich ins Tun. Für viele Menschen ist es nicht leicht, sich so zu zeigen, wie sie sind. Es ist fordernd und bedeutet oftmals eine stetige Arbeit an diesem Chakra. Darin liegt der Schlüssel, deine Talente und deine volle Präsenz in die Welt zu bringen.

Ätherische Öle für das Nabelchakra

- Bergamotte
- Grapefruit
- Zypresse

Impuls Bergamotte – das Öl der Selbstannahme

Kämpf nicht gegen dich an, und verschwende keine Energie dafür, etwas sein zu wollen, was du nicht bist. Erkenne deine Vorzüge und stärke sie, um zu wahrer Größe zu finden. Verbinde dich mit deinem Höheren Selbst und geh voll und ganz in das Vertrauen, dass deine innere Weisheit dich lenken wird. Du wirst die Antworten in dir finden. Alles, was du dafür wissen musst, ist schon in dir vorhanden. Du bist gut, und die Welt braucht dich und deine speziellen Fähigkeiten.

Impuls Zypresse – das Öl der Bewegung

Schwimmst du mit dem Fluss des Lebens, oder kämpfst du gegen die Strömung an? Gegen die Strömung zu schwimmen verschwendet so viel Energie. Sich harmonisch treiben lassen und im Fluss zu sein, ist effizienter. Zypresse kann dich bei diesem Richtungswechsel unterstützen: Muster zu durchbrechen, die nicht gut für dich sind und die dich davon abhalten, die beste Version von dir selbst zu sein.

Impuls Grapefruit – das Öl der Körperehrung

Ehre deinen Körper und hör auf, dich ständig als Mangelware zu verurteilen. Grapefruit unterstützt dich dabei, deinem Körper gegenüber respektvoller zu sein. Hadere nicht mehr mit deinem Gewicht, ob zu dünn oder zu dick. Hör auf, dich übers Essen zu bestrafen, ob zu wenig oder zu viel. Nimm deinen Körper an. Erkenne deine wahre Schönheit. Bau ein positives Selbstbild auf. Hör auf deine wahren Bedürfnisse und übernimm Verantwortung für deine Gefühle und Emotionen.

Herzchakra

(Anahata-Chakra)

Das Herzchakra (*anahata* = „unverletzt“) ist das Chakra der energetischen Mitte. Es ist dem Element Luft zugeordnet. Energetisch gesehen, liegt dieses Energiezentrum mittig der sieben Hauptchakren. Und unsere Herzstimme ist oftmals weiser als unsere Kopfstimme. Wenn das Herz nicht Ja sagt zu den Dingen, die du im Leben zu entscheiden hast, dann solltest du aufhorchen.

Wachstum, Vitalität und Öffnung sind Dinge, die dein Herzchakra nähren. Leider wird es immer mal wieder verletzt durch eine zerbrochene Liebe oder Verletzungen in Beziehungen, und dann fühlen wir uns blockiert. Oft geraten dann auch die Chakren des unteren Energiekreislaufs (die drei unteren Chakren) und die des oberen Energiekreislaufs (die drei oberen) aus dem Gleichgewicht. Denn die Aufgabe dieses mittigen Energiezentrums ist es, die Erde mit dem Geist zu verbinden. Darum spielt auch dieses Chakra eine sehr zentrale Rolle für dein energetischen Gleichgewicht und für dein Wohlbefinden.

Ätherische Öle für das Herzchakra

- Eukalyptus
- Limette
- Majoran
- Rosengeranie

Impuls Eukalyptus – das Öl des Wohlbefindens

„Heilung auf tiefster Ebene“ ist das Thema von Eukalyptus. Tu etwas zur Wiederherstellung des emotionalen, körperlichen und geistigen Gleichgewichts und stell wieder Ordnung auf allen Ebenen her. Versuch es mit Visualisierung, Meditation und Aromatherapie, um jedem Aspekt des Lebens und des Körpers neue positive Energie zu verleihen. Löse dich von dem Denkmuster, dass es dir nicht gutgehen darf. Übernimm Verantwortung für deine Gesundheit.

Impuls Limette – das Öl der Lebenslust

Dein heiles, reines Herz übernimmt die Führung. Limette stellt die Verbindung zur Herzenergie wieder her, wenn sie unterbrochen ist. Atme Limettenöl ein und setz eine klare Absicht, dass dein Geist, wenn du tief einatmest, klar und wach ist. Erinnere dich an deine Leidenschaft für das Leben, für dein Leben und deine Arbeit, und dein Tag wird sich wieder mit Freude und Klarheit füllen. Limette unterstützt eine gesunde Balance zwischen Verstand und Herz.

Impuls Majoran – das Öl der Verbindung und der Beziehung

Majoran unterstützt dich dabei, mit offenem Herzen Bindungen einzugehen. Es hilft auch dabei, Kummer loszulassen, der durch Beziehungen verursacht wurde, und diese Verletzungen zu heilen, um wieder in Frieden zu sein, zwischenmenschliche Spannungen zu lösen und wieder für eine entkrampfte Stimmung zu sorgen. Wenn dich Beziehungssorgen von einem erholsamen Schlaf abhalten, wird dich Majoran darin unterstützen, wieder friedlicher zu schlafen.

Impuls Rosengeranie – das Öl der Liebe und des Vertrauens

Rosengeranie stärkt das Vertrauen und die Menschen und ist auch als Mutteröl bekannt: Es stärkt die Eigenschaften einer Mutter. Verbinde dich mit dem Gefühl von Geborgenheit und bedingungsloser Liebe. Es heilt alte Verletzungen aus der Kindheit und unterstützt die Fähigkeit, zu vergeben. So wird dein Herz wieder rein und kann erneut vertrauen.

Halschakra

(Vishuddha-Chakra)

Das Halschakra (*vishuddha* = „besonders rein“) ist dem Element Äther zugeordnet. Die Kraft und Energie dieses Chakras ist ausdehnend und kommunikativ. Es geht vor allem darum, seine Wahrheit auszusprechen und danach zu leben. Tut man das nicht, können Blockaden entstehen. Man verliert seine Stimme und sich selbst ein wenig.

Deine Stimme und das, was du sagst, können einen großen Einfluss in diese Welt tragen. Auch die Art, was und wie du mit anderen kommunizierst, bestimmt die Ehrlichkeit in deinen Beziehungen mit anderen Menschen. Die Energie, die durch deine Stimme nach außen getragen wird, kann sehr viel beeinflussen. Gut, dass das Herzchakra direkt darunterliegt, und dass deine Worte hoffentlich von der Liebe getragen werden. Leider verletzen unsere Worte manchmal auch andere, und so sollte man sich überlegen, was man laut anspricht, und was lieber in den Gedanken bleiben sollte.

Ätherische Öle für das Halschakra

- Grüne Minze
- Lavendel
- Römische Kamille

Impuls Lavendel - das Öl der Kommunikaton

Verspürst du ein Bedürfnis nach Trost? Möchtest du liebevoll umarmt werden? Sind deine Nerven unruhig, und fühlst du dich innerlich unruhig und zu sehr angespannt? Dann solltest du diese Unruhe ablegen und dich entspannen. Nimm dein Wohlbefinden wieder selbst in die Hand. Was ist zu tun, um dein Leben wieder glücklicher zu gestalten und um Frieden und Ruhe zu finden? Lavendel unterstützt dich darin, mehr nach deiner wahren Natur zu leben und dich besser auszudrücken.

Impuls Grüne Minze - das Öl der bewussten Sprache

Wenn Du das Gefühl hast, dir bleiben die Worte im Halse stecken, dann kann dich die Grüne Minze dabei unterstützen, deine Sprache wiederzufinden. Manchmal ist es nicht so leicht, die Dinge auszusprechen, die einem wichtig sind. Doch eine bewusste Sprache, mit der wir darauf achtgeben, unseren Gesprächspartner nicht zu verletzen, ist so wichtig, um Missverständnisse zu vermeiden und Konflikte zu beseitigen.

Impuls Römische Kamille - das Öl der spirituellen Absicht

Wenn wir unsere Stimme erheben, dann sollten die Worte im besten Fall deine Wahrheit aussprechen, ohne andere zu verletzen. Das ist nicht immer möglich, aber wenn deine spirituelle Absicht rein ist, dann bringt es der anderen Person vielleicht einen Impuls für ihr persönliches Vorankommen. Das, was uns im ersten Moment verletzt, kann dennoch heilsam sein. Harmonie durch Konflikt – es ist nicht immer leicht, aber ich glaube fest daran, dass es auch für schmerzhafte Themen einen Grund gibt. Die Römische Kamille unterstützt dich darin, deiner Bestimmung zu folgen.

Stirnchakra
(Ajna-Chakra)

Das Stirnchakra (*ajna* = „Befehl“ oder „Wahrnehmen“) ist das erste der beiden spirituellen Bewusstseinszentren und liegt jenseits der Elemente. Oftmals auch als Drittes Auge bezeichnet, verbindet uns dieses Chakra mit unserer Intuition. Zusammen mit dem Kronenchakra verbindet es uns mit dem Höheren Selbst – unserem höheren Bewusstsein. Die großen Seher sehen mit dem Dritten Auge.

Mit diesem Chakra wird das wahrgenommen, was für die physischen Augen verschlossen ist. Es ist die Schau nach innen und die Verbindung zum tieferen Wissen, das bereits in dir verankert und nicht von außen erzeugt ist. Dies liegt oft außerhalb der Logik des Geistes. Es unterstützt dich auch beim kreativen Denken und hilft dir, Lösungen für Alltagsproblem zu finden. Oftmals ist diese Energie nicht logisch, sondern spontan und inspirierend und einfach wunderbar.

Ätherische Öle für das Stirnchakra

- Muskatellersalbei
- Weihrauch
- Zitrone
- Zitronengras

Impuls Zitronengras – das Öl der Reinigung

Hast du Probleme, alles unter einen Hut zu bringen? Ist es schwer, klar zu denken, weil du dich mit zu vielen Gedanken im Kopf blockiert fühlst? Lass den Fluss des strahlenden Sonnenlichts zu, um Klarheit zu bringen und dein Leben mit Ruhe und Frieden zu beleben. Zitronengras löst Blockaden und schafft Raum. In der Raumluft wirkt es sehr reinigend auf deine Umgebung. Reinige mit Zitronengras dein Energiefeld.

Impuls Weihrauch – das Öl der Wahrheit

Möchtest du klarere Einsichten erlangen oder eine Situation besser verstehen? Dann schau tief nach innen und verbinde dich mit deiner Seele. Öffne dein Bewusstsein, hör auf die Wahrheit deiner Seele und nimm das an, was sich dir offenbart. Mentale Klarheit, Selbstakzeptanz und Selbstliebe sind die Geschenke regelmäßiger Meditationspraxis, die du sehr gut mit Weihrauch vertiefen kannst.

Impuls Zitrone – das Öl der Konzentration

Versuchst du, Klarheit zu gewinnen? Kennst du deine Brillanz? Erkenne deine Herrlichkeit. Du hast die Fähigkeit, konzentriert und wachsam zu bleiben. Konzentrier dich auf das, was du gut kannst, um dein Selbstwertgefühl zu steigern. Vertrau darauf, dass es gut ist, auf liebevolle Weise mächtig zu sein. Leuchte mit deinem Licht, um dein volles Potenzial zu erreichen. Trag dein Licht in die Welts. Dein Beitrag ist wichtig! Zitrone schenkt deiner Seele mehr Energie, stärkt das Vertrauen und lässt dich angenehm wach und aufmerksam sein.

Impuls Muskatellersalbei – das Öl der Klarheit und der Vision

Steckst du gerade in einer schwierigen Lage? Geht dir eine negative Situation nicht mehr aus dem Kopf, und deine Gedanken scheinen dich zu zerfressen? Es ist an der Zeit, loszulassen – sei es eine Situation von vor fünf Minuten oder von vor fünf Jahren –, um inneren Frieden und wahres Glück zu finden. Jetzt sind wirklich Schritte zur

Verringerung der emotionalen, physischen und psychischen Schmerzen angebracht. Lass den Fluss der Hoffnungslosigkeit hinter dir. Muskatellersalbei unterstützt dich dabei, bei dir selbst anzukommen, zu leuchten und eine klare Vorstellung von deiner Vision zu gewinnen.

Kronenchakra (Sahasrara-Chakra)

Das Kronenchakra (*sahasrara* = „tausendblättrig") bezieht sich auf den tausendblättrigen Lotos, der das Symbol der Erleuchtung ist. Über dieses Chakra verbinden wir uns mit der universellen Energie, mit Prana und mit unserem Höheren Selbst. Hier verbinden wir uns mit dem großen Ganzen. Tiefe spirituelle Erfahrungen finden hierüber statt. Es ist die höchste Bewusstseinsebene, Erleuchtung – volles Bewusstsein. Erfahr hierüber dein wahres Sein – deine reine Natur.

Ätherische Öle für das Kronenchakra

- Neroli
- Rose
- Sandelholz

Impuls Sandelholz – das Öl der heiligen Hingabe

Bittest du im Gebet um Hilfe, falls du nach einer Lösung suchst? Stehst du mit allem Leben in Verbindung – dem Sichtbaren und dem Unsichtbaren, dem Bewussten und dem Unbewussten? Nutze deine angeborene Fähigkeit, alles zu verstehen, wann immer du es brauchst. Geh in Kontakt mit deiner Intuition und vertrau darauf, dass du dir deiner eigenen Gefühle sowie der Gefühle anderer bewusst bist. Die Hilfe wird sich zeigen. Sandelholz bringt dein Gewahrsein in den jetzigen Moment.

Impuls Neroli - das Öl der Partnerschaft und der gemeinsamen Ziele

Ist dir klar, wie wunderbar du bist? Glaub an dich, deine innere Schönheit und deine Unvollkommenheit. Benötigst du mehr Glückseligkeit in deinem Leben? Sei sanft mit deinen Worten und Gedanken. Gönn dir mehr Sanftmut. Sei dein bester Freund, und sei der beste Freund, der du anderen sein kannst. Liebe und akzeptiere deine emotionale Natur, und werde akzeptiert. Das macht eine gute Partnerschaft mit gemeinsamen Zielen stark.

Impuls Rose - das Öl der göttlichen Liebe

Suchst du mehr Liebe in deinem Leben? Du bist gut darin, Liebe zu geben und kannst dich noch mehr öffnen, um liebevolle, unterstützende Freunde und Familie in deinem Leben zu empfangen. Bist du bereit, die Liebe in deinem Leben sowie die Wunder, die um dich herum da sind, noch zu vermehren? Entscheide, wie du geliebt werden möchtest, und fang damit an, dich auf diese Weise auch selbst zu lieben. Schaff die Verbindung zur endlosen universellen Liebe, die immer da ist.

Ätherische Öle für die Chakren

SAHASRARA-CHAKRA

Bergamotte, Eukalyptus, Gewürznelke, Grapefruit, Immortelle, Jasmin, Kardamom, Lavendel, Limette, Majoran, Myrrhe, Narde, Neroli, Orange, Pfefferminze, Rose, Rosmarin, Sandelholz, Schwarzer Pfeffer, Wacholderbeere, Weihrauch, Wintergrünbeere, Weihrauch, Wintergrün

AJNA-CHAKRA

Basilikum, Copaiba, Eukalyptus, Gewürznelke, Jasmin, Lavendel, Limette, Majoran, Muskatellersalbei, Pfefferminze, Rosmarin, Sandelholz, Schwarzer Pfeffer, Sibirische Tanne, Teebaum, Thymian, Wacholderbeere, Weihrauch, Wintergrün, Zimt, Zitrone

VISHUDDHA-CHAKRA

Douglasie, Eukalyptus, Grüne Minze, Immortelle, Lavendel, Majoran, Oregano, Pfefferminze, Römische Kamille, Sandelholz, Sibirische Tanne, Teebaum, Thymian, Weihrauch, Wintergrün

ANAHATA-CHAKRA Copaiba,

Douglasie, Eukalyptus, Grapefruit, Grüne Minze, Ingwer, Jasmin, Lavendel, Limette, Majoran, Mandarine, Neroli, Orange, Oregano, Patchouli, Petitgrain, Pfefferminze, Rose, Rosengeranie, Römische Kamille, Sandelholz, Schwarzfichte, Teebaum, Thymian, Weihrauch, Wintergrün, Zedernholz

MANIPURA-CHAKRA

Basilikum, Bergamotte, Cilantro, Eukalyptus, Gewürznelke, Ingwer, Kardamom, Koriander, Lavendel, Majoran, Mandarine Muskatellersalbei, Pfefferminze, Pinker Pfeffer, Rosengeranie, Sandelholz, Schwarzer Pfeffer, Vetiver, Wacholderbeere, Wintergrün, Ylang-Ylang, Zimt, Zitrone, Zitronengras, Zypresse

SVADHISTHANA-CHAKRA

Eukalyptus, Fenchel, Gewürznelke, Grapefruit, Immortelle, Ingwer, Jasmin, Kardamom, Koriander, Lavendel, Limette, Mandarine, Muskatellersalbei, Neroli, Orange, Oregano, Patchouli, Petitgrain, Pfefferminze, Pinker Pfeffer, Römische Kamille, Sandelholz, Wintergrün, Ylang-Ylang, Zedernholz, Zimt, Zitronengras, Zypresse

MULADHARA-CHAKRA

Basilikum, Copaiba, Douglasie, Eukalyptus, Ingwer, Lavendel, Myrrhe, Narde, Patchouli, Pfefferminze, Sandelholz, Schwarzer Pfeffer, Schwarzfichte, Sibirische Tanne, Vetiver, Wintergrün, Zedernholz, Zypresse.

Einen Tipp, wie du dein individuelles Chakra-Öl mischen kannst, findest du auf Seite 190.

I know
I see
I speak
I love
I do
I feel
I am

Aroma-Meditationen

1. One-Minute-Meditation
2. Atembeobachtung
3. Sufikreise als dynamische Meditation
4. Herzmeditation
5. Dankbarkeitsmeditation
6. Meditation für Frauen
7. Meditation für Schwangere

Ich übe mich selbst seit vielen Jahren in Meditation. Meine früheste Erinnerung geht tatsächlich bis in meine Kindheit zurück. Ich spürte, dass es mir guttat, mich in einen inneren Raum zurückzuziehen. Ich war mir dessen voll bewusst und habe mich für diesen Rückzug hingesetzt oder hingelegt. Ich folgte ganz natürlich meiner Intuition. Seitdem spielt Meditation eine wichtige Rolle in meinem Leben. Nicht immer habe ich mit der gleichen Technik geübt. Ich habe jahrelang gechantet und Mantren rezitiert. Eine Zeitlang fand ich dynamische Meditationstechniken für mich besser, und jetzt eher den stillen Rückzug im Sitzen. Ich behaupte nicht, die eine wahre Technik zu kennen, und glaube auch nicht, dass die eine Technik besser ist als die andere.

Ich finde es zeitgemäß, sich anleiten zu lassen, und auch dir möchte ich in diesem Kapitel Impulse für Meditationen mitgeben, die du im Anschluss an eine Aromayoga-Stunde ergänzen kannst. Du kannst die Meditationen auch einzeln üben, ohne die Aromayoga-Einheit vorab.

Solltest du noch keine regelmäßige Meditationspraxis haben, empfehle ich dir, eine feste Tageszeit dafür auszuwählen. Für viele Menschen eignen sich die Morgen- und Abendstunden am besten. Aber letztendlich muss es am besten in deinen Tagesablauf passen – ich finde es gut, wenn du deine eigenen Regeln machst. Ich bin da völlig undogmatisch und sage dir nicht: „Das musst du so und so machen." Ich traue dir zu, selbst für dich zu entscheiden.

Am Ende der Aromayoga-Übungsreihe findest du meine Empfehlungen für die Meditationen. Wenn du Lust auf eine andere Meditation hast, dann übe diese. Ich selbst finde es gut, regelmäßig zu meditieren, und lieber kurz und täglich, als nur ein paar Mal im Jahr und dann stundenlang. Nicht jedes Mal wird dir ein tiefer meditativer Zustand gelingen. Auch das ist okay. Am besten erwartest du nichts! Gerade wenn Mediation neu für dich ist, hab Geduld mit dir. Das ist wohl der beste Tipp, den ich dir mitgeben kann.

One-Minute-Meditation

Wenn du Meditationsanfänger bist oder dir nicht vorstellen kannst, auch nur für kurze Zeit still zu sitzen, dann bist du mit der One-Minute-Meditation gut beraten. Lieber eine Minute als gar nicht – ein Augenblick der Innenkehr, der nicht lang sein muss. Die Minute kann ausgedehnt werden, muss es aber nicht. Wenn du die Hürde erst mal überwinden kannst, indem du dir selbst sagst, dass es zunächst nur für eine Minute ist, dann werden daraus vielleicht auch mehrere Minuten. Aber erst ist die Hürde genommen und der innere Schweinehund überwunden. Es kann ein Anstoß für mehr werden.

Setz dich in einen Sitz deiner Wahl,
nutze auch gerne Hilfsmittel zum Aufrichten des Rückens
wie Kissen, Meditationsbänke oder Blöcke.

Nutze gerne ein ätherisches Öl, wenn du magst.
Du kannst einen Tropfen in den Händen verteilen und
dann über die Hände das ätherische Öl inhalieren,
oder ein wenig auf die Stirn geben.

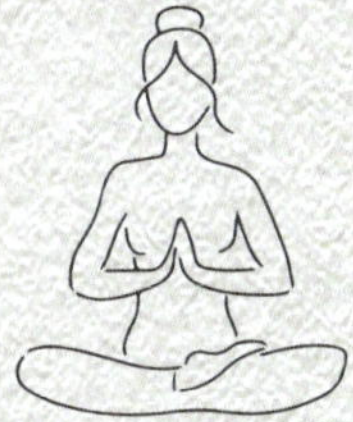

Sobald dein Sitz bequem ist,
kannst du deinen Geist zur Ruhe kommen lassen.
Die Hände ruhen im Schoß oder auf den Beinen.
Schließ die Augen und richte die
Aufmerksamkeit nach innen.

Bleib ohne Erwartung sitzen und konzentrier dich
auf den Punkt zwischen den Augenbrauen.

Vielleicht hast du zuvor ein ätherisches Öl
benutzt und hier an der Stirn angewendet.

Bleib in einer Beobachterrolle und bewerte nicht.

Mehr ist nicht zu tun.

Sitz in Stille, so lange wie du magst.

Atembeobachtung

Es ist sehr praktisch, den Atem zu beobachten, denn dein Atem ist etwas, was immer da ist. Er ist uns zwar nicht immer bewusst, aber wenn du in der Meditation deine Aufmerksamkeit darauf richtest, dann wird er präsent und bringt dich ganz in den Moment. Das ist nicht nur für die Meditation nützlich, sondern auch immer dann beim Aroma-Yoga, wenn dein Geist und deine Aufmerksamkeit abschweifen. Es lässt sich nicht immer verhindern, dass Gedanken aus dem Unterbewussten ins Bewusstsein dringen und dich ablenken. Der erste Schritt ist es, dies zu erkennen – und sobald dir bewusst ist, dass du gerade deinen Gedanken nachhängst, kannst du die Atembeobachtung nutzen, um wieder ganz bei dir zu sein.

Wenn du spürst, dass deine Atmung nicht ganz frei ist und sich schwer und eng anfühlt, dann wähle ein ätherisches Öl, das die Atmung unterstützt. Du findest bestimmt eines, das dich anspricht. Ich empfehle dir hier wieder die Inhalation über die Hände.

Nimm einen bequemen Sitz ein,
wie bei der One-Minute-Meditation
beschrieben.

Schließ die Augen und richte deine
Aufmerksamkeit auf die Atmung.

Nimm wahr, wie dein Atem in
dich ein- und aus dir ausströmt.
Spür nach, welchen Weg
dein Atem nimmt.

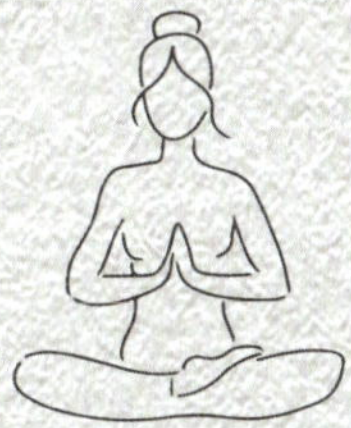

Du atmest über die Nase ein und aus.

Prüfe für dich, ob sich deine Ein- und die Ausatmung
gleich anfühlen. Vielleicht nimmst du
Unterschiede war. Versuch weiterhin
deine Atmung zu beobachten.

Mehr ist nicht zu tun.

Praktizier so lange, wie du magst.

Wenn du vorab eine Zeit festlegen möchtest,
kannst du dir einen Meditationswecker stellen.

Sufikreise als dynamische Meditation

Die Ausführung der Sufikreise sind auf Seite 206 beschrieben. Diese Übung findest du häufig im Kundalini-Yoga als Einstimmung am Anfang einer Yogastunde. Ich finde, sie eignet sich auch hervorragend als Meditationsübung. Sufikreise sind sehr gut für Menschen, denen es wirklich schwerfällt, still zu sitzen. Das rhythmische Kreisen hat eine beruhigende Wirkung, und unnötige Anspannung kann besser transformiert werden.

Auch hier kannst du gerne vorab ein ätherisches Öl über die Hände inhalieren, oder zur Unterstützung der Körpermitte ein ätherisches Öl auswählen, das du auf den Nabelpunkt geben kannst. So hast du ein Zentrum, um das die Sufikreise schwingen können. Das ätherische Öl wird dich in deiner Mitte verankern. Probier ruhig eine längere Einheit aus und beobachte, wie sich dein Körper im Raum bewegt.

Im einfachen Sitz die Sitzbeinhöcker
gut in den Boden sinken
lassen und sich auch mental erden.

Schließ die Augen.

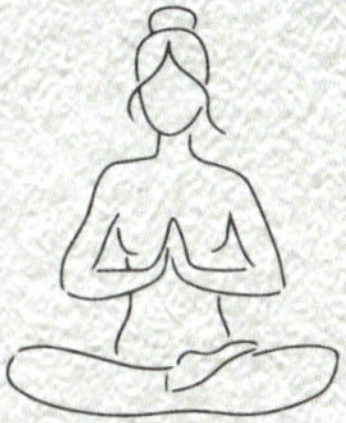

Mit der Einatmung kreist der Oberkörper
nach vorne, das Brustbein geht vor, und mit
der Ausatmung kreist der Oberkörper
wieder zurück. Dabei können die Schultern
nach hinten etwas runder werden.

Der Kopf bleibt beim Kreisen neutral.

Es ist eine gute Übung zur
Einstimmung und sehr meditativ.
Nach einer Weile in die
andere Richtung kreisen.

Wenn du die Sufikreise beendest,
bleib noch eine Weile in der Stille sitzen
und beobachte, wie du dich fühlst.

Herzmeditation

Diese Meditation ist immer dann gut, wenn du zu viel im Kopf bist. Oftmals sind wir es im Alltag gewohnt, unseren Kopf zu nutzen, um Entscheidungen zu treffen. Bei wirklich wichtigen Entscheidungen solltest du unbedingt dein Herz einbeziehen. Der Kopf weiß nicht alles. Wenn Herzensthemen anstehen, dann nutz diese Meditation, um zu spüren, was dein Herz sich wünscht. Auch wenn sich dein Herz verletzt anfühlt, übe die Herzmeditation, um dein Herz energetisch zu heilen.

Schau gerne in der Übersicht zu den Chakren, welches ätherische Öl du für die Herzmeditation unterstützend benutzen möchtest. Wenn es ein Duft sein sollte, der in der Aromayogastunde nicht vorkommt, und wenn du kein weiteres Öl dazunehmen möchtest, kannst du auch ein anderes ätherisches Öl aus der Stunde nehmen, um es tiefer in dein Herz aufzunehmen. Trag einen Tropfen auf dein Herz auf und inhaliere den aufsteigenden Duft.

Tipp: Bereite den Raum mit einer Aroma-Diffusor-Mischung für Herzensangelegenheiten vor. Rezepte auf Seite 180.

Du kannst sitzen oder liegen,
so wie es sich für dich gut anfühlt.

Leg die linke Hand auf das Herz
und die rechte darüber.
Schließ die Augen und sieh
mit deinem Herzen.

Spür unter die Hände,
nimm den Atem an der Stelle
des Herzens wahr.

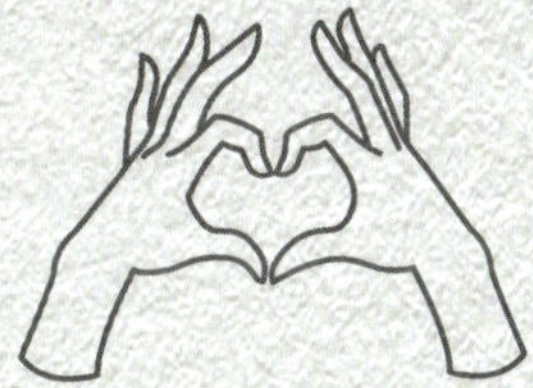

Stell dir vor, dein Herz mit
jedem Atemzug zu nähren.

Visualisiere ein grünes Licht an der
Stelle deines Herzens. Lass das grüne Licht
mit jedem Atemzug heller werden.

Stell dir vor, wie sich die Energie deines
Herzens in alle Richtungen ausdehnt,
über deinen Körper hinaus. Lass es weit werden.
Vielleicht wird es dir eine Antwort geben.

Bleib so lange in der Meditation, wie du magst.
Lass dir Zeit zum Nachspüren.
Bei Bedarf kann es sich lohnen, Impulse nach der
Meditation schriftlich festzuhalten, um nochmals
Klarheit zu gewinnen, wenn du vor einer Herzens-
entscheidung stehst.

Dankbarkeits-Meditation

Dankbarkeit lässt uns versöhnlich werden. Wenn dich Emotionen wie Wut, Ärger, Trauer oder Hass plagen, kann es hilfreich sein, in die Dankbarkeit zu gehen. Ewas mehr Demut kann nicht schaden. Ich bin mir sicher, du findest etwas, wofür du dankbar sein kannst.

Je nachdem, welche Emotion bei dir gerade präsent ist, wähle ein ätherisches Öl aus der Übersicht ab Seite 36 aus oder nutze ein Öl, das dich in der Aromayoga-Stunde intuitiv angesprochen hat. Vertrau darauf, dass du das richtige Öl für dich auswählst. Du kannst hinterher gerne noch mal über das ätherische Öl nachlesen. Ich wäre nicht überrascht, wenn du dabei Parallelen zu den Themen entdeckst, die dich gerade beschäftigen. Inhalier das Öl und gib etwas davon auf die Stirn und das Herz.

Es steht dir frei, zu entscheiden, ob du die Meditation lieber im Sitzen oder im Liegen üben möchtest. Wenn du anschließend schlafen möchtest, mach sie vielleicht sogar im Liegen im Bett, um darüber einzuschlafen. Es kann nicht schaden, gerade am Abend noch mal bewusst in die Dankbarkeit zu gehen. Vielleicht halten dich negative Emotionen, mit denen du ins Bett gehst, von einem gesunden, erholsamen Schlaf ab.

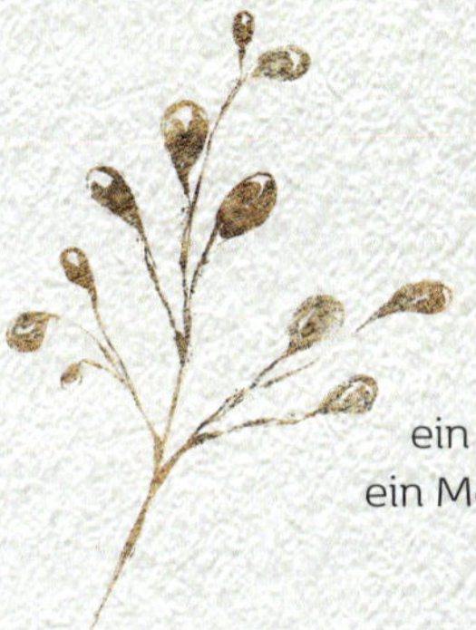

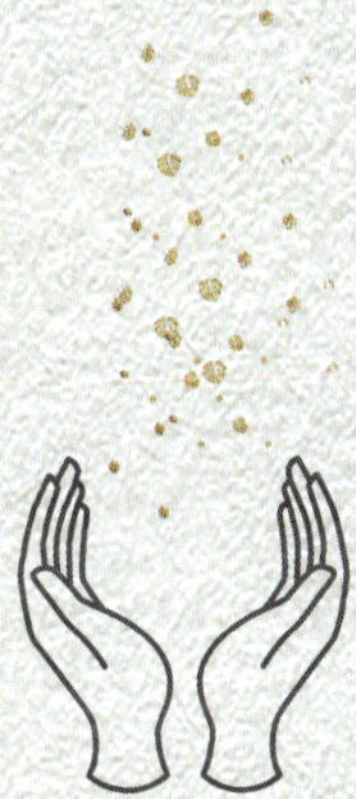

Schließ die Augen und beobachte,
welche Emotionen gerade präsent sind.

Erlaub dir, alle Gefühle
willkommen zu heißen.

Beobachte eine Weile, und
überleg dir dann, wofür du gerade
dankbar sein kannst:
ein Ereignis, das in der Vergangenheit liegt,
ein Mensch in deinem Leben, oder ein Moment,
der deinen Tag erhellt hat.

Du findest sicherlich etwas, was dich das
Gefühl der Dankbarkeit spüren lässt.

Lass dieses Gefühl in dir immer größer werden.
Schick es in jede Zelle deines Körpers –
besonders zu den Körperstellen, die vielleicht Probleme
bereiten und Heilung brauchen oder
immer wieder von dir kritisiert werden.

Bleib in der Dankbarkeit so lange, wie du magst,
vielleicht bleibt sie nachhaltig in dir.

Meditation für Frauen

Darling, ich weiß, es ist nicht immer leicht, eine Frau zu sein. Ich hatte auch schon oft den Gedanken, dass es in unserer Gesellschaft immer noch Ungerechtigkeiten zwischen den Geschlechtern gibt. Ich hatte Jobs, da spürte ich eine große Disbalance. Ich war wütend und zornig und auch teilweise verzweifelt. Noch immer gibt es einiges für die Gleichstellung zu tun. Wenn du sehr damit haderst, dann such dir einen *Women-Circle,* um die Weiblichkeit so richtig zu zelebrieren. In immer mehr Städten oder auch online kommen Frauen zusammen, um gemeinsam zu meditieren und *Sisterhood* zu praktizieren. Vielleicht ist das etwas, was du machen möchtest. Wenn nicht, dann nicht – nur eine kleine Anregung, um eine Meditation in der Gemeinschaft von Frauen noch intensiver zu erfahren.

Aber auch eine eigene Meditation nur für dich kann dich wieder mit deiner Weiblichkeit vereinen, falls du das Gefühl hast, dass du ihr fern bist.

Zur Einstimmung wähle ein ätherisches Öl intuitiv aus, trag es auf die Pulspunkte auf und inhalier den Duft über ein paar tiefe Atemzüge.

Setz dich bequem hin,
richte dich im Rücken auf und
schließ die Augen.

Spür in deinen Schoß hinein und
bis zu deinem Unterleib.
Schick deine Aufmerksamkeit
in deine Geschlechtsorgane.

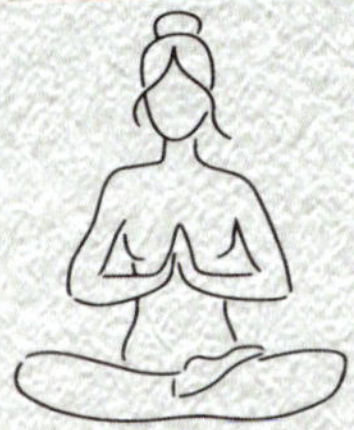

Spür deinen weiblichen Körper
und verurteile ihn nicht für seine Weiblichkeit.
Ehre deinen weiblichen Körper,
schicke in alle Bereiche Liebe und deinen
vollsten Respekt.

Sei stolz darauf, eine Frau zu sein.
Verbinde dich mit deiner sanften Seite.
Öffne dich für deine Weiblichkeit.

Visualisiere dich in einem schönen
Kleid oder so, wie du für dich
dein Frausein feiern möchtest.
Nimm für dich als Frau deinen Raum ein.

Verweile in deiner weiblichen
Energie so lange, wie du magst.

Besonders kraftvoll ist die weibliche
Energie an Neu- und Vollmond!
Nutz diese Zeit gerne für diese Meditation.

Meditation für Schwangere

Es gibt kaum eine Zeit, die so besonders ist, wie eine Schwangerschaft. Diese Meditation soll dich dabei unterstützen, eine tiefe Verbindung zu deinem Kind aufzubauen. Oftmals haben auch Schwangere einen vollgepackten Tag mit vielen To-dos – arbeiten bis zum Mutterschutz, und die Zeit geht meist sehr schnell vorbei. Nutz die Meditation ganz bewusst, um die Bindung zu deinem Kind noch mehr zu vertiefen. Jetzt seid ihr eins. Das Herz deines Kindes schlägt unter dem Deinem. Das hat etwas Magisches!

Nutz ein ätherisches Öl, das für Schwangere geeignet ist (siehe Seite 28), inhalier den Duft und gib etwas davon um den Nabel. Über die Nabelschnur nährst du dein Kind, und auch dein Kind wird etwas von dem ätherischen Öl als Information bekommen. Du wählst für euch beide, und auch wenn dein Kind auf der Welt ist, wirst erst mal du es sein, die für es auswählt. Vertrau dir als Mutter, die richtige Wahl für euch zu treffen. Du kannst sitzen oder liegen. Schwangere dürfen alles tun, was sie möchten, damit es sich gut anfühlt (natürlich innerhalb der Gesetze). Auch ich mag dir hier nicht vorgeben, welche Position du für die Meditation wählen möchtest.

Schließ die Augen
und spür einmal hin,
wie es dir geht.

Du bist wichtig.
Vertrau darauf, dass du eine
gute Mutter sein wirst.

Schon jetzt machst du vieles richtig.
Lass den Anspruch los,
dass alles perfekt sein muss.

Entspann dich darüber, dass vieles
ohnehin anders kommt, als man es plant.

Nach einem bewussten Augenblick für dich
spür in deinen Bauch und nimm
innerlich Kontakt zu deinem Kind auf.

Stell dir vor, wie du es anlächelst,
und wie es zu dir zurücklächelt.
Es liebt dich über alles, und deine Liebe
für dein Kind ist grenzenlos und rein.

Das Band zwischen euch kräftigt sich mit
jedem Atemzug. Ihr seid miteinander verbunden;
jetzt, in diesem Moment, seid ihr Eins.

Verweile in der Liebe zu deinem Kind
so lange, wie du magst.

Rezepte

Mischungen für den Aroma-Diffusor und Roll-ons

MISCHUNGEN FÜR HERZENSANGELEGENHEITEN

Aroma-Diffusor

„Stressless Lovers“

3 Tropfen Bergamotte
3 Tropfen Patchouli
2 Tropfen Ylang-Ylang
1 Tropfen Jasmin

„Grateful“

2 Tropfen Koriander
1 Tropfen Gewürznelke
1 Tropfen Ingwer
1 Tropfen Zimt

„Self-Love“

2 Tropfen Bergamotte
2 Tropfen Rose
1 Tropfen Jasmin
1 Tropfen Weihrauch

Roll-ons

„Sei gut zu Dir“

5 Tropfen Bergamotte
5 Tropfen Pfefferminze
5 Tropfen Vetiver
3 Tropfen Rosengeranie

„Eine herzliche Umarmung“

8 Tropfen Mandarine
5 Tropfen Eukalyptus
3 Tropfen Kardamom
3 Tropfen Orange
3 Tropfen Zimt
2 Tropfen Patchouli

„Anti-Liebeskummer“

7 Tropfen Ylang-Ylang
4 Tropfen Immortelle
4 Tropfen Wacholderbeere
2 Tropfen Grüne Minze
2 Tropfen Myrrhe

MISCHUNGEN FÜR DIE ATMUNG

Aroma-Diffusor

„Breathe Free"

3 Tropfen Eukalyptus
3 Tropfen Pfefferminze
1 Tropfen Grüne Minze
1 Tropfen Lavendel

„Gegen Heuschnupfen"

2 Tropfen Lavendel
2 Tropfen Pfefferminze
2 Tropfen Zitrone

„Clean Air"

3 Tropfen Teebaum
2 Tropfen Limette
2 Tropfen Zitrone
1 Tropfen Cilantro

Roll-ons

„Anti-Allergie"

10 Tropfen Lavendel
10 Tropfen Pfefferminze
10 Tropfen Zitrone

„Gut atmen"

8 Tropfen Pfefferminze
4 Tropfen Grüne Minze
2 Tropfen Eukalyptus
2 Tropfen Rosmarin

„Extremly Fresh"

10 Tropfen Grüne Minze
10 Tropfen Pfefferminze
5 Tropfen Thymian
3 Tropfen Eukalyptus
2 Tropfen Schwarzfichte

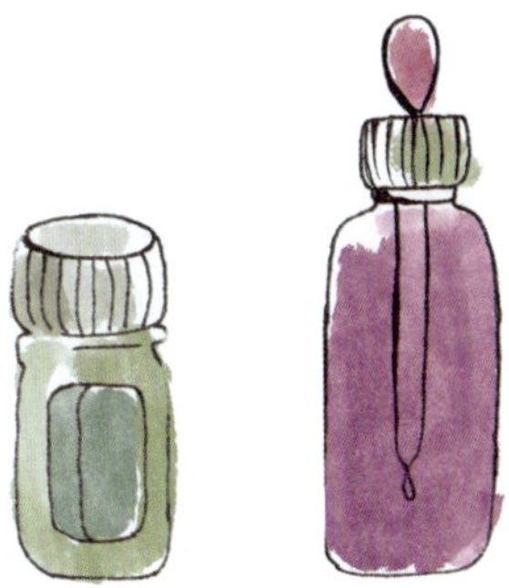

MISCHUNGEN GEGEN STRESS

Aroma-Diffusor

„Für eine stressfreie Partnerschaft“

3 Tropfen Zedernholz
2 Tropfen Bergamotte
2 Tropfen Majoran
2 Tropfen Weihrauch

„Everything is crazy“

3 Tropfen Lavendel
2 Tropfen Bergamotte
2 Tropfen Sandelholz
1 Tropfen Eukalyptus

„Be in Balance“

2 Tropfen Lavendel
2 Tropfen Vetiver
2 Tropfen Zitrone

Roll-ons

„Einfach nur sein“

5 Tropfen Muskateller-salbei
5 Tropfen Patchouli
3 Tropfen Koriander
3 Tropfen Rosengeranie
3 Tropfen Rosmarin
2 Tropfen Grüne Minze

„Relax, Babe“

6 Tropfen Teebaum
6 Tropfen Zitronengras
2 Tropfen Lavendel
2 Tropfen Orange
2 Tropfen Oregano
2 Tropfen Vetiver
1 Tropfen Sandelholz

„Nein-Sager“

10 Tropfen Schwarzer Pfeffer
5 Tropfen Gewürznelke
5 Tropfen Grüne Minze
5 Tropfen Lavendel
3 Tropfen Teebaum
2 Tropfen Bergamotte

MISCHUNGEN BEI MENSTRUATIONSBESCHWERDEN

Aroma-Diffusor

„Hormon-Booster“

3 Tropfen Muskatellersalbei
2 Tropfen Rosengeranie
1 Tropfen Ylang-Ylang

„Emotional Rollercoaster“

2 Tropfen Eukalyptus
2 Tropfen Zitronengras
1 Tropfen Rosengeranie
1 Tropfen Ylang-Ylang

„Rote Welle“

2 Tropfen Grapefruit
2 Tropfen Muskatellersalbei
1 Tropfen Neroli
1 Tropfen Pfefferminze

Roll-ons

„Hormone in Balance“

8 Tropfen Muskatellersalbei
5 Tropfen Lavendel
3 Tropfen Bergamotte
3 Tropfen Rosengeranie
3 Tropfen Ylang-Ylang
2 Tropfen Pfefferminze

„Sie sind da!“

8 Tropfen Lavendel
5 Tropfen Muskatellersalbei
5 Tropfen Römische Kamille
3 Tropfen Ylang-Ylang
2 Tropfen Immortelle

„Stressless Menstruations“

10 Tropfen Muskatellersalbei
8 Tropfen Lavendel
5 Tropfen Pfefferminze
2 Tropfen Zedernholz

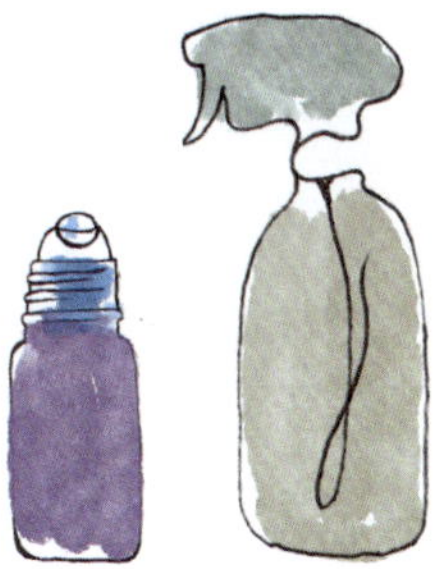

MISCHUNGEN IN DER SCHWANGERSCHAFT

Aroma-Diffusor

„Energie für Schwangere“

2 Tropfen Bergamotte
2 Tropfen Ingwer
1 Tropfen Pfefferminze

„Anti-Stress für Schwangere“

2 Tropfen Orange
2 Tropfen Sandelholz
1 Tropfen Lavendel
1 Tropfen Weihrauch

„Welcome your baby“

2 Tropfen Rose
1 Tropfen Mandarine
1 Tropfen Rosengeranie

Roll-ons

„Relaxing Mama“

8 Tropfen Lavendel
8 Tropfen Rosengeranie
2 Tropfen Weihrauch
2 Tropfen Sandelholz

„Chill mal, Baby“

10 Tropfen Lavendel
5 Tropfen Narde
3 Tropfen Orange
5 Tropfen Patchouli

„Chill mal, Baby 2.0“

10 Tropfen Lavendel
5 Tropfen Orange
5 Tropfen Rose
5 Tropfen Weihrauch

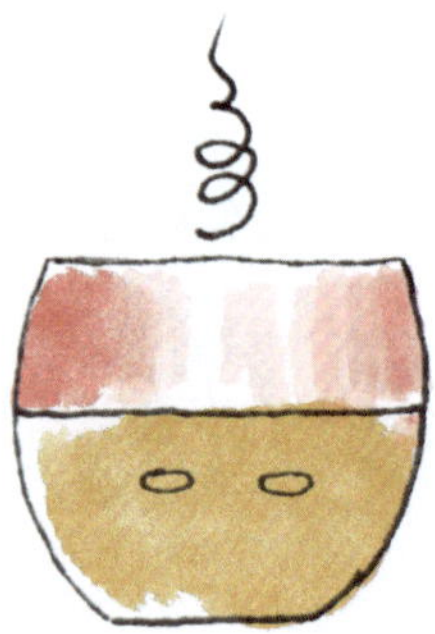

MISCHUNGEN ZUM DETOXEN

Aroma-Diffusor

„Renew"

3 Tropfen Basilikum
2 Tropfen Grapefruit
1 Tropfen Rosengeranie

„Be clear"

3 Tropfen Zitrone
2 Tropfen Wacholderbeere
1 Tropfen Bergamotte
1 Tropfen Douglasie
1 Tropfen Thymian

„Now"

3 Tropfen Zitronengras
2 Tropfen Limette
1 Tropfen Douglasie
1 Tropfen Pfefferminze

Roll-ons

„Detox Lover"

5 Tropfen Fenchel
3 Tropfen Grapefruit
3 Tropfen Ingwer
3 Tropfen Rosengeranie
2 Tropfen Rosmarin
2 Tropfen Zimt

„Let it go"

5 Tropfen Sandelholz
3 Tropfen Eukalyptus
3 Tropfen Weihrauch
2 Tropfen Zitronengras
1 Tropfen Sibirische Tanne
1 Tropfen Teebaum
1 Tropfen Zimt

„Free your mind"

5 Tropfen Copaiba
5 Tropfen Pfefferminze
5 Tropfen Teebaum
5 Tropfen Zitronengras
3 Tropfen Douglasie
3 Tropfen Orange

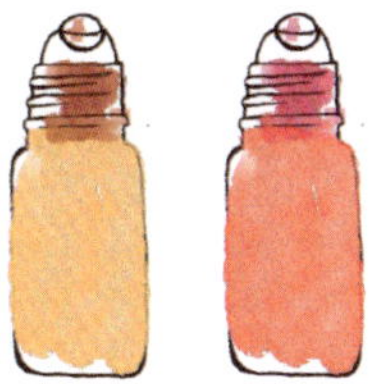

MISCHUNGEN FÜR BESSEREN SCHLAF

Aroma-Diffusor

„Good night, Marie"

2 Tropfen Lavendel
1 Tropfen Narde
1 Tropfen Orange
1 Tropfen Zedernholz

„Full Moon"

2 Tropfen Lavendel
2 Tropfen Vetiver
2 Tropfen Wacholderbeere
1 Tropfen Römische Kamille

„Newmoon"

2 Tropfen Lavendel
2 Tropfen Vetiver
1 Tropfen Sandelholz
1 Tropfen Weihrauch

Roll-ons

„Sleep well"

10 Tropfen Lavendel
5 Tropfen Vetiver
4 Tropfen Ylang-Ylang
2 Tropfen Römische Kamille

„Komm runter"

8 Tropfen Lavendel
6 Tropfen Römische Kamille
6 Tropfen Zedernholz
3 Tropfen Muskatellersalbei
2 Tropfen Wintergrün

„Deep Meditation"

6 Tropfen Weihrauch
4 Tropfen Muskatellersalbei
3 Tropfen Lavendel
3 Tropfen Orange
3 Tropfen Sandelholz
2 Tropfen Narde

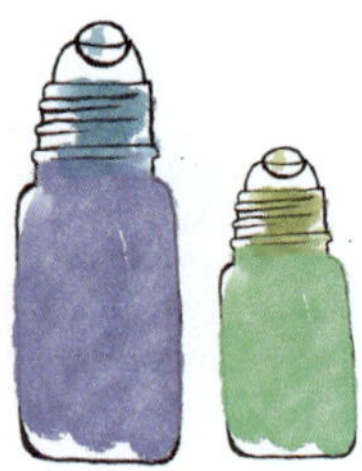

MISCHUNGEN FÜR DIE VERDAUUNG

Aroma-Diffusor

„Nach einem guten Essen"

2 Tropfen Fenchel
2 Tropfen Pfefferminze
1 Tropfen Zitrone

„Anti-Heißhunger"

2 Tropfen Grapefruit
2 Tropfen Zimt
1 Tropfen Pfefferminz

„Gut verdaut"

2 Tropfen Zitrone
1 Tropfen Fenchel
1 Tropfen Kardamom
1 Tropfen Pefferminze

Roll-ons

„Darmträgheit"

10 Tropfen Pfefferminze
5 Tropfen Ingwer
3 Tropfen Fenchel

„Völlegefühl"

10 Tropfen Pfefferminze
8 Tropfen Fenchel
2 Tropfen Kardamom

„Anti-Jieper"

10 Tropfen Grapefruit
8 Tropfen Pfefferminze
3 Tropfen Ingwer
3 Tropfen Zimt
2 Tropfen Grüne Minze

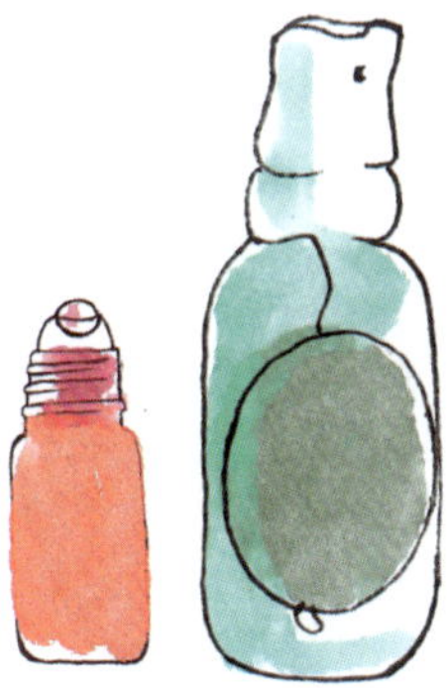

MISCHUNGEN ZUR STÄRKUNG DER ABWEHRKRÄFTE

Aroma-Diffusor

„Strong and healthy“

2 Tropfen Gewürznelke
2 Tropfen Orange
2 Tropfen Rosmarin

„Vitality“

3 Tropfen Zitrone
2 Tropfen Oregano
1 Tropfen Eukalyptus
1 Tropfen Zimt

„Victory“

3 Tropfen Limette
3 Tropfen Pfefferminze
2 Tropfen Copaiba

Roll-ons

„Strong“

8 Tropfen Teebaum
5 Tropfen Copaiba
5 Tropfen Weihrauch
3 Tropfen Zitrone

„Stronger“

8 Tropfen Copaiba
8 Tropfen Weihrauch
8 Tropfen Zitronengras
3 Tropfen Gewürznelke
3 Tropfen Oregano

„The strongest“

8 Tropfen Oregano
8 Tropfen Teebaum
8 Tropfen Weihrauch
8 Tropfen Zitrone

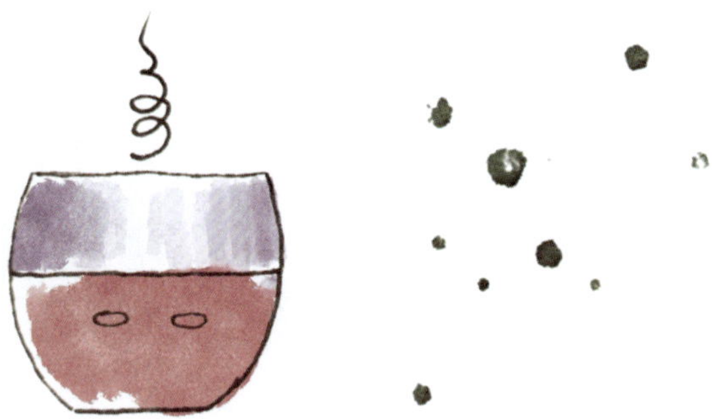

MISCHUNGEN FÜR EINEN KLAREN KOPF

Aroma-Diffusor

„Kopfweh ade"

2 Tropfen Lavendel
2 Tropfen Majoran
2 Tropfen Pfefferminze
1 Tropfen Thymian

„Free your mind"

3 Tropfen Pfefferminze
2 Tropfen Eukalyptus
2 Tropfen Myrrhe

„Anti-Verwirrung"

2 Tropfen Lavendel
2 Tropfen Limette
2 Tropfen Weihrauch

Roll-ons

„Kopfklar"

8 Tropfen Wacholderbeere
4 Tropfen Basilikum
4 Tropfen Zitrone
3 Tropfen Limette
3 Tropfen Pinker Pfeffer

„Klarheit"

5 Tropfen Eukalyptus
3 Tropfen Douglasie
3 Tropfen Pefferminze
2 Tropfen Rosmarin
1 Tropfen Wintergrün

„Get the stress out of your head"

5 Tropfen Basilikum
5 Tropfen Lavendel
3 Tropfen Wintergrün
2 Tropfen Thymian

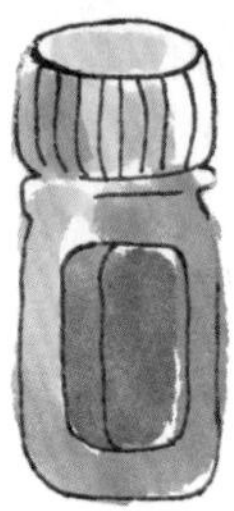

Balance für deine Chakren – dein individuelles Chakra-Öl

Stell dir deine eigene Chakraöl-Mischung zusammen. Wähle aus der Übersicht zu den Chakren intuitiv für jedes Chakra ein Öl aus, um dir davon einen Roll-on herzustellen, der dich ganz individuell dabei unterstützt, deine Chakren miteinander in Harmonie zu bringen. Schau auf die Übersicht und entscheide dich intuitiv bei jedem Chakra für ein Einzelöl. Deine erste Wahl wird die richtige sein. Zweifle nicht und lass es zu.

Wenn du deine 7 ätherischen Öle ausgewählt hast, kannst du dir nun einen Roll-on mixen. Der Roll-on muss sauber sein – wenn du unsicher bist, einmal mit heißem Wasser reinigen! Von jedem Einzelöl nimmst du für einen 10-ml-Roll-on 2 Tropfen und füllst den Rest mit fraktioniertem Kokosöl auf. Das ist sehr neutral und für dein Chakraöl eine gute Wahl.

Trag diese Mischung täglich auf die Reflexpunkte und/oder die verschiedenen Körperstellen auf, die nah am Chakra sitzen, z. B. auf das Brustbein fürs Herz u. s. w.

Bleib mehrere Tage oder am besten 30 Tage dabei, dein Chakra-Öl täglich äußerlich anzuwenden. Vielleicht führst du dazu auch jeden Tag ein Emotionstagebuch und hältst darin fest, wie es dir geht. Bring deine Energie mit deinem Chakra-Öl in Balance. Viel Freude beim Ausbalancieren deiner Chakren mit ätherischen Ölen!

Tipp: Leere Roll-ons aus Glas verwenden. Anbieter findest du im Anhang. Achte auf hohe, reine Qualität der ätherischen Öle.

Übersicht Asanas

Bauchlage: Lieg auf der Körpervorderseite, die Füße fallen zum Entspannen locker auseinander. Leg die Hände unter die Stirn.

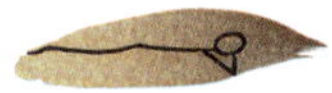

Baumelnde Vorbeuge: Steh hüftweit, die Füße parallel, die Knie leicht gebeugt. Beug den Oberkörper im Stehen über die Beine. Greif mit den Händen über Kreuz zu den Unterarmen. Wenn du magst, schwing den Oberkörper leicht über die Beinseiten.

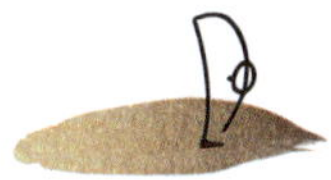

Berg: Steh fest verwurzelt mit parallel gestellten Füßen. Die Knie sind leicht gebeugt, der Rücken ist aufgerichtet. Heb sanft das Brustbein, nimm das Kinn leicht zurück. Die Arme neben dem Körper, die Handflächen zeigen nach vorne.

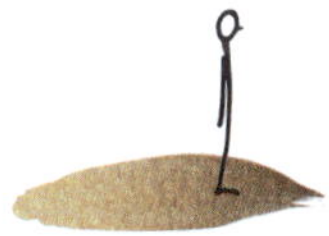

Berg mit gehobenen Armen: Anweisungen wie beim Berg. Arme gestreckt neben die Ohren, schulterweit. Die Handflächen zeigen zueinander. Die Schultern dabei unten lassen.

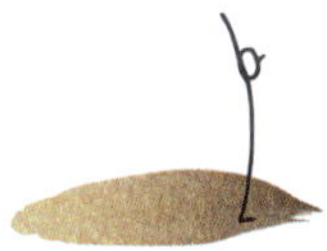

Boot: Winkle die Beine leicht an. Sitz hinter den Sitzbeinhöckern. Der untere Rücken bleibt gerade. Greif mit den Händen die Rückseite der Oberschenkel. Zieh den Nabel in Richtung Wirbelsäule. Die Schultern bleiben hinten-unten. Das Brustbein sanft heben, damit der obere Rücken lang bleibt. Heb die Unterschenkel auf Kniehöhe parallel zum Boden. Die Füße bleiben geflext.

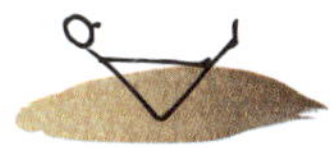

Boot-Variation: Anleitung wie beim Boot. Verschränk die Hände hinter dem Hinterkopf, die Ellenbogen zeigen nach außen. Senke den

Oberkörper etwas nach hinten-unten. Bleib aktiv im Bauch. Im Wechsel von hier ein Bein nach vorne-unten austrecken, ca. 10–15 cm über dem Boden. 10–15 Wiederholungen pro Seite.

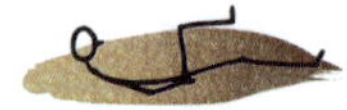

Brett: Die Hände stehen unter den Schultern. Die Finger gleichmäßig spreizen. Die Füße stehen hüftweit am Mattenende. Becken auf Schulterhöhe. Alle Muskeln anspannen. Blick zum Boden. Der Kopf ist in Verlängerung der Wirbelsäule.

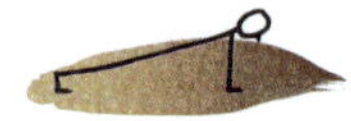

Brett-Variation: Anleitung wie Brett. Ein Knie zieht unter den Körper und bleibt in der Luft. Seitenwechsel.

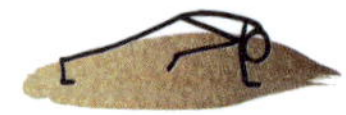

Diagonale Katzendehnung: Strecke diagonal einen Arm auf Schulterhöhe nach vorne und ein Bein auf Gesäßhöhe nach hinten. Die Fußspitze zeigt nach unten. Die Schultern bleiben auf einer Linie. Der Bauchnabel zieht sanft zur Wirbelsäule. Blick in Richtung Boden.

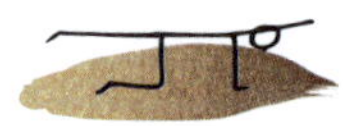

Dreibeiniger Hund: Anleitung wie Hund. Ein Bein geht weit nach hinten-oben. Die Hüfte bleibt parallel. Die Fußspitze vom gehobenen Bein zeigt in Richtung Boden. Der Fuß ist geflext, die Ferse ist der höchste Punkt.

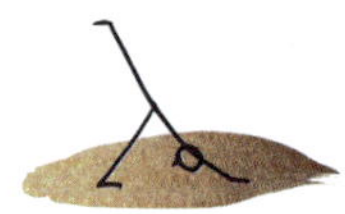

Dreibeiniger Hund mit Hüftöffnung: Aus dem dreibeinigen Hund das gestreckte Bein in der Luft beugen, die Hüfte öffnen und die Ferse zur anderen Gesäßhälfte ziehen.

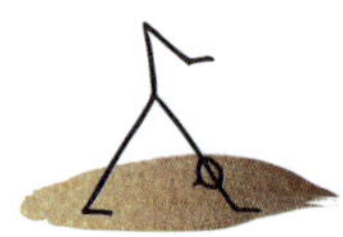

Dreieck: Beide Beine gestreckt. Der vordere Fuß zeigt nach vorne, der hintere Fuß ist um 90 Grad aufgestellt zur kurzen Mattenkante. Das Becken nach hinten kippen. Der vordere Arm zieht weit nach vorne. Oberkörper zur Seite öffnen. Der untere Handrücken kann

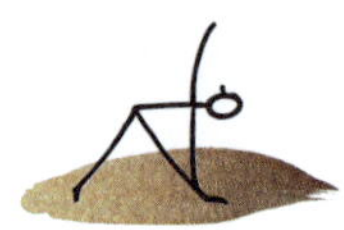

am Schienbein ruhen. Eventuell einen Block zur Hilfe nehmen. Die Arme strecken sich übereinander. Die oberen Fingerspitzen zur Decke strecken. Den oberen Rippenbogen leicht nach oben öffnen, so als wolle man sich gegen eine Wand lehnen. Der Blick geht in die obere Hand oder zur Seite. Wenn der Nacken verspannt ist, auch gerne zum Boden blicken.

Drehsitz einfach: Ein Bein anwinkeln und über das ausgestreckte Bein den Fuß zur anderen Seite nah außen am Bein absetzen. Der ganze Fuß liegt auf. Das Knie mit der diagonalen Hand vom Körper nah in Richtung Brust fixieren. Richte dich im Rücken auf. Heb den freien Arm mit der Einatmung nach oben, dreh dich im Oberkörper mit der Ausatmung zum angewinkelten Knie. **Achtung:** Schwangere drehen sich nur zur offenen Seite, auf der das Bein nicht angewinkelt ist. Das ermöglicht mehr Platz für den Bauch. Stell die Hand hinter dem Körper ab. Die hintere Schulter bleibt tief. Die Drehung kommt aus der Brustwirbelsäule. Atme tief in den Bauch. Hals nicht zu weit drehen. Der Fuß des ausgestreckten Beins ist geflext.

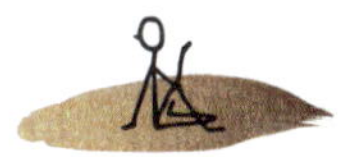

Drehsitz: Anleitung wie beim einfachen Drehsitz. Das untere Bein ist angewinkelt. Die Ferse zieht zum Gesäß. Achte darauf, nicht auf, sondern neben der Ferse zu sitzen. Beide Sitzbeinhöcker sollten am Boden bleiben. Wenn das nicht möglich ist, übe den einfachen Drehsitz mit ausgestrecktem Bein.

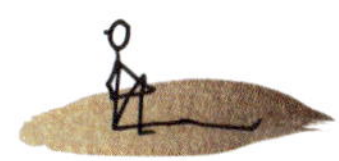

Einfacher Sitz: Sitz mit einer gekreuzten Beinhaltung, bei Bedarf erhöht auf einem Block oder Kissen. Der Rücken ist aufgerichtet, die Hände ruhen auf den Oberschenkeln.

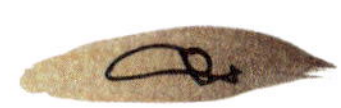

Entspannungshaltung: In der Rückenlage die Füße mattenweit aufstellen. Die Knie fallen zusammen. Die Hände in der Namaste-Mudra an die Stirn legen. Die Augen sind möglichst geschlossen. Die Haltung eignet sich zum Nachspüren. Halte gerne den Fokus auf dem Dritten Auge.

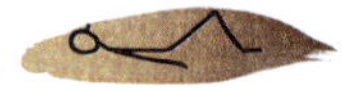

Fersensitz: Sitz mit aufgerichtetem Rücken, das Gesäß auf den Fersen. Sollte es in den Knien zu sehr spannen, erhöhe den Sitz mit einem Kissen zwischen Fersen und Gesäß oder direkt unter dem Gesäß, dann liegen die Fersen links und rechts neben dem Kissen.

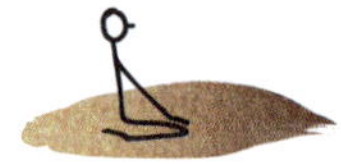

Fisch: In Rückenlage leg die Hände unter das Gesäß, die Handflächen zeigen zum Boden. Einatmend heb den Oberkörper, der Blick geht nach vorne. Das Gewicht liegt auf den Ellenbogen. Das Brustbein bleibt möglichst weit oben, die Schultern gehen zurück, der Kopf sinkt mit der Ausatmung sanft nach hinten zum Boden, oder er bleibt leicht erhöht mit einem Block. Der Hals streckt sich. Das Gewicht bleibt auf Händen und Ellenbogen. Die Füße bleiben gestreckt und geschlossen.

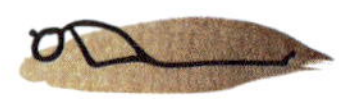

Ganesha-Mudra: Die Hände vor der Brust verschränken. Die Finger greifen ineinander. Eine Handfläche zeigt zum Körper, die andere vom Körper weg. Die Ellenbogen ziehen nach außen. 10 Atemzüge halten, dann die Hände noch einmal andersherum ineinander verschränken.

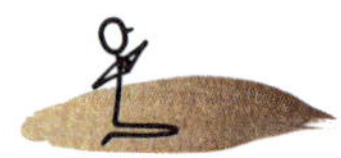

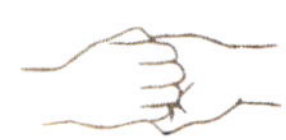

Gedrehtes Dreieck: Hüftweiter Stand. Die Füße stehen ca. 1 Meter auseinander. Der hintere Fuß ist um ca. 60 Grad aufgedreht. Mit der Ausatmung den Oberkörper über das vordere Bein beugen und nach außen drehen zum vorderen Bein. Eventuell die Hand außen am vorderen Fuß erhöht auf einem Block absetzen. Sollte die Drehung zu tief sein, probier aus, die Hand an der Innenseite des vorderen Fußes zu platzieren. Der andere Arm streckt sich nach oben.

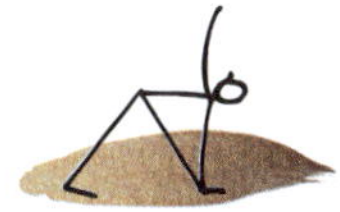

Gedrehter Halbmond: Aus dem gedrehten Dreieck das hintere Bein auf Hüfthöhe gestreckt anheben. Die Fußspitze des gehobenen Beins zeigt nach unten. Der Oberkörper bleibt oberhalb des Nabels zur Seite gedreht. Streck dich in beiden Armen und bleib aktiv in den Beinen.

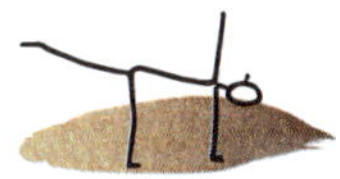

Gegrätschte Vorbeuge gedreht: Steh mehr als hüftweit. Beug den Oberkörper nach vorne. Eine Hand unter der Nasenspitze zum Boden aufstellen. Den Oberkörper zur anderen Seite drehen und den freien Arm nach oben strecken.

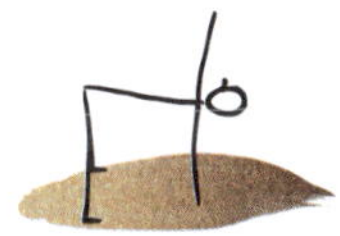

Halber Schmetterling mit Vorbeuge: Aus der sitzenden Grätsche ein Bein anwinkeln und das Knie nach außen ablegen. Sitz eventuell erhöht auf einem Kissen oder Block. Die Fußsohle ruht an der Beininnenseite des gestreckten Beins. Beug den Oberkörper gerade über das gestreckte Bein. Die Hände zum Fuß oder am Bein auflegen.

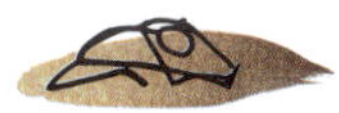

Halbe Vorbeuge: Hüftweiter Stand, der Rücken bleibt lang, der Oberkörper ist auf halber Höhe zum Boden gebeugt. Hände an die Schienbeine, oder Fingerspitzen zum Boden. Der Kopf bleibt in der Verlängerung der Wirbelsäule. Die Sitzbeinhöcker ziehen in den hinteren Raum. Der Scheitelpunkt des Kopfes zieht nach vorne. Die Schultern ziehen nach hinten. Der ganze Rücken ist gestreckt, das Gewicht gleichmäßig auf die Füße verteilt.

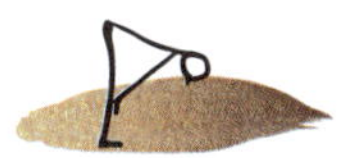

Happy Baby: In der Rückenlage die Knie zur Brust ziehen. Die Hüfte nach außen öffnen, die Fußsohlen zeigen nach oben. Aus der Vogelperspektive bilden Füße und Knie eine Linie. Greif mit beiden Händen an den Schienbeinen vorbei zu den Fußaußenkanten. Die Füße sind geflext. Die Knie ziehen an den Oberarmen nach außen-unten in Richtung Achseln und sind dabei um 90 Grad gebeugt. Den unteren Rücken zum Boden drücken. Die Schultern möglichst tief lassen. Sollte das nicht gehen, einen Gurt zur Verlängerung um die Füße legen und die Gurtenden greifen.

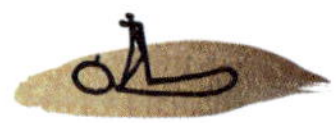

Herzöffner: Im Vierfüßlerstand die gestreckten Arme nach vorne wandern lassen. Die Knie bleiben in einer Line zur Hüfte. Das Brustbein in Richtung Boden senken. Die Stirn zum Boden oder erhöht auf einen Block bringen. Sollte es in den Schultern spannen, können auch die Unterarme übereinandergestapelt und die Stirn darauf abgelegt werden.

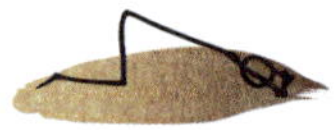

Heuschrecke: In der Bauchlage die Arme neben den Körper bringen. Die Handflächen zeigen zum Körper. Den Nabel zur Wirbelsäule ziehen. Die Arme, Beine und den Oberkörper nach oben heben. Die Rückenmuskeln anspannen, der Kopf bleibt in Verlängerung der Wirbelsäule. Die Füße gestreckt lassen.

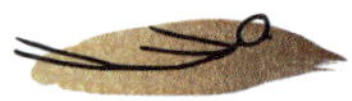

Hund: Aus der Vorbeuge kommend, die Hände neben den Füßen auf die Matte stellen und zwei große Schritte nach hinten machen. Das Gesäß weit nach oben schieben, der Rücken bleibt langgestreckt. Der Kopf ist zwischen den Armen. Die Füße stehen hüftweit, eventuell sind die Knie leicht gebeugt. Die Fersen müssen nicht am

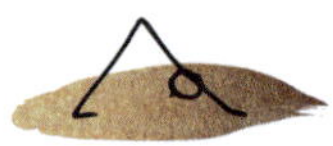

Boden sein, wichtiger ist ein langer Rücken. Die Schultern sollten weit bleiben. Die Finger sind gleichmäßig gespreizt. Die Unterarme ziehen leicht zueinander. Der Blick ist nach hinten zu den Beinen gerichtet.

Hocke: Steh aufgerichtet mit den Händen in der Namaste-Mudra. Die Füße stehen mehr als hüftweit und zeigen leicht nach außen. Mit der Ausatmung senke das Gesäß nach unten und beug die Knie. Die Unterarme können die Knie leicht nach außen schieben. Das Brustbein heben, und im Rücken lang bleiben. Die Sitzbeinhöcker senken sich in Richtung Erde. Wenn die Fersen nicht am Boden bleiben, kann man sie mit einer gerollten Decke erhöhen.

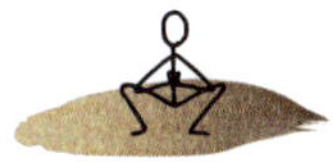

Kamelritt: Im Fersensitz das Brustbein mit der Einatmung nach vorne schieben, die Schultern gehen zurück. Die Hände bleiben auf den Oberschenkeln. Mit der Ausatmung geht das Brustbein zurück, die Schultern gehen vor, und der obere Rücken wird rund. Der Kopf bleibt die ganze Zeit neutral. Die Übung kann ruhig mit einem fließenden Atem geübt werden, oder etwas dynamischer. Bei der dynamischen Version kann der Atem über die Nase zügig ein- und ausgeschnauft werden.

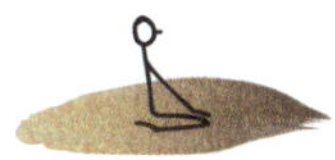

Kamel sanft: Im Kniestand die Hände in den unteren Rücken legen. Vom Gefühl her schieben sich die Hände nach unten. Die Beckenbodenmuskeln anspannen. Den Nabel sanft zur Wirbelsäule ziehen. Der Fußrücken liegt auf. Das Brustbein sanft heben und aus der Brustwirbelsäule nach hinten beugen. Den Kopf in der Verlängerung der Wirbelsäule lassen. Die Ellenbogen gehen nach hinten.

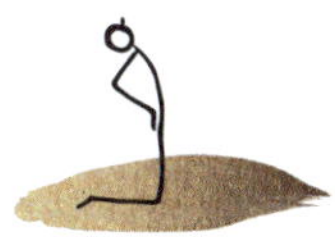

Das Becken bleibt in einer Linie zu den Knien. Eventuell die Knie mit einer Decke polstern.

Katze: Aus dem Vierfüßlerstand geht der Blick mit der Ausatmung unter den Körper. Der Nabel zieht sanft in Richtung Wirbelsäule, der ganze Rücken wird rund. Das Schambein zieht in Richtung Nabel. Die Arme bleiben gestreckt. Das Kinn zieht in Richtung Brust.

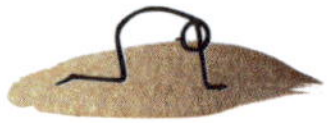

Kind: Das Gesäß über die Fersen senken. Den Oberkörper vorbeugen. Der Rücken wird rund. Eventuell die Knie leicht öffnen. Die Arme ruhen neben dem Körper, die Stirn liegt am Boden oder erhöht auf einem Block. Man kann auch mit den Händen zwei Fäuste machen, sie übereinanderstapeln und dann den Kopf darauf erhöht ablegen. Wenn es in den Knien spannt und das Gesäß weit weg ist von den Fersen, kann man eine gerollte Decke oder ein Kissen zwischen Fersen und Gesäß platzieren, um die Lücke zu schließen.

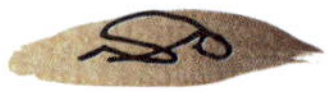

Du kannst die Übungsreihe jederzeit unterbrechen, um dich im Kind auszuruhen, und dann mit der Praxis fortfahren, wenn du soweit bist. Das Kind dient als Ausruhhaltung.

Kind-Variation: Anleitung wie beim Kind, nur die Arme nach vorne abgelegt.

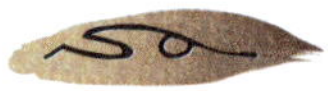

Knie zur Brust: In Rückenlage beide Knie in Richtung Brust ziehen und mit den Händen die Unterschenkel oder die Rückseite der Oberschenkel umgreifen. Wähle eine Griffvariation, in der sich die Schultern nach unten entspannen können. Atme intensiv in den Bauch. Der Ganze Rücken liegt flach am Boden.

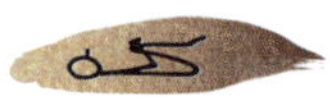

Knie zur Brust, einseitig: Anleitung wie bei „Knie zur Brust", aber nur ein Knie wird in Richtung Brust gezogen.

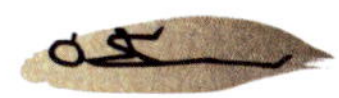

Krieger I: Stehender Ausfallschritt, das vordere Bein ist um 90 Grad gebeugt. Beide Fußspitzen zeigen nach vorne. Die hintere Ferse kann angehoben bleiben. Das Becken zeigt parallel nach vorne. Der Rücken ist gestreckt. Kopf, Herz und Becken bilden eine Linie. Streck die Arme nach oben neben die Ohren. Die Handflächen zeigen zueinander. Falls es im unteren Rücken spannt, beuge leicht das hintere Bein. Der Nabel zieht leicht zur Wirbelsäule. Der Blick geht geradeaus. Es gibt auch eine Variation mit den Händen vor der Brust in der *Namaste*-Mudra.

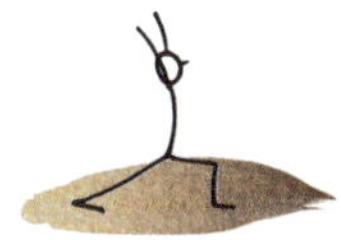

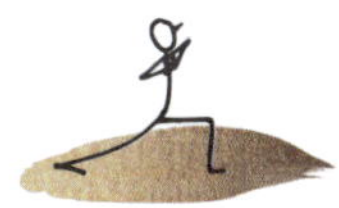

Krieger II: Aus dem ersten Krieger kommend, dreh den hinteren Fuß um 90 Grad auf, so dass die Fußaußenkante parallel zur kurzen Mattenkante steht. Die Hüfte öffnet sich dabei. Der vordere Fuß bleibt so, dass die Zehenspitzen nach vorne zeigen. Das vordere Knie zieht leicht nach außen. Die Arme strecken sich auf Schulterhöhe nach vorne und nach hinten. Die Handflächen zeigen nach unten. Dein Blick geht über die vordere Hand in die Weite. Streck dich im Rücken lang. Der Kopf, das Herz und das Becken bilden eine Linie. Bleib aktiv in den Beinen.

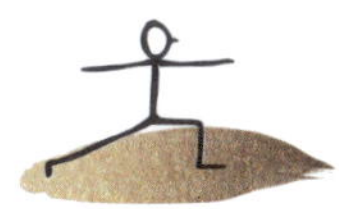

Krieger III: Aus dem Stand das Gewicht auf das linke Bein verlagern und die rechte Fußspitze leicht nach hinten aufstellen. Mit der Einatmung die Arme nach oben heben und in der Körpervorderseite lang werden. Mit der Ausatmung das rechte Bein heben, gleichzeitig den Oberkörper nach vorne beugen und die Arme zu den Seiten

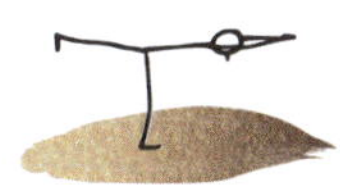

ausstrecken. Die gehobene Ferse, Hüfte und Kopf bilden eine Linie. Anfänger müssen den Oberkörper nicht so weit vorbeugen, bis er parallel zum Boden ausgerichtet ist. Am Anfang reicht auch die halbe Neigung. Wichtiger ist, dass die Linie von Ferse, Hüfte und Kopf bleibt. Für mehr Balance aus der Mitte den Nabel sanft zur Wirbelsäule ziehen und den Blick auf einen Punkt fixieren.

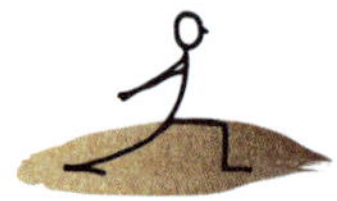

Krieger-Variation: Du stehst im Krieger I. Verschränk die Hände hinter dem Gesäß und verlängere die Arme gestreckt nach hinten-oben. Heb dabei dein Brustbein sanft nach vorne-oben. Zieh die Schulterblätter im Rücken zueinander. Der Blick geht leicht nach oben.

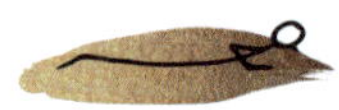

Kobra: In der Bauchlage die Hände neben der Brust aufstellen. Die Ellenbogen bleiben nah am Körper. Das Schambein schiebt sich in den Boden. Die Beine sind geschlossen, und die Fersen möglichst nah zusammen. Den Nabel in Richtung Wirbelsäule ziehen. Mit der Einatmung den Oberkörper aus der Kraft des Rückens heben. Nicht in die Hände schieben, die Kraft soll aus dem Rücken kommen. Der Kopf bleibt in Verlängerung der Wirbelsäule. Das Brustbein schiebt sich nach vorne und oben. Die Sitzbeinhöcker ziehen in Richtung der Fersen, die Schulterblätter ziehen nach hinten-unten.

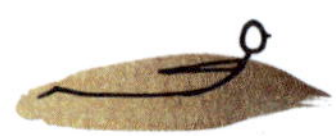

Kobra-Variation: Anleitung wie bei der Kobra. Bei der Variation die Hände hinter dem Gesäß verschränken. Die Arme beim Heben des Oberkörpers nach hinten-oben verlängern. Diese wie einen Hebel einsetzen. Gerne darauf achten, dass beim Verschränken der Hände auch mal ein anderes Griffmuster gewählt wird und der andere Daumen oben ist.

Kuh: Im Vierfüßlerstand mit der Einatmung das Brustbein heben und den unteren Rücken in ein leichtes Hohlkreuz führen. Die Sitzbeinhöcker nach hinten-oben schieben. Der Bauch senkt sich leicht in Richtung Boden. Die Arme bleiben gestreckt. Der Kopf geht leicht in den Nacken.

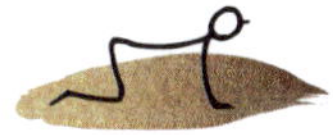

Liegender Schmetterling: In Rückenlage beide Füße aufstellen. Die Arme liegen auf Schulterhöhe am Boden ausgestreckt. Die Handrücken zeigen nach unten. Die Fußsohlen aneinanderbringen. Die Hüfte nach außen öffnen, die Knie fallen nach außen. Eventuell zwei Kissen oder Blöcke unter die Oberschenkel legen. Der ganze Rücken liegt gut auf. Tief in den Bauch atmen. Der Bauch ist entspannt.

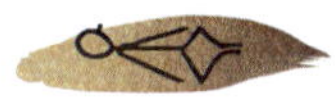

Liegender Stab: In der Rückenlage die Füße aufstellen. Das Becken mit einem Block, Bolster, Kissen oder einer gerollten Decke erhöhen. Die Knie nacheinander zur Brust ziehen und von hier nach oben ausstrecken.

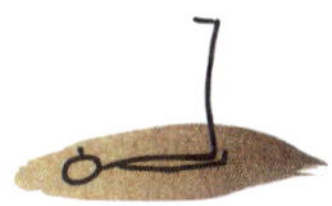

Liegender Twist: In Rückenlage die Füße nacheinander aufstellen. Die Füße und die Knie sind eng beieinander. Die Arme liegen ausgestreckt auf Schulterhöhe neben dem Körper, die Handrücken zeigen nach unten. Beide Beine zu einer Seite ablegen. Der Blick geht in die entgegensetzte Richtung wie die Knie. Beide Schultern sollten am Boden bleiben. Die Beine sonst erhöht auf einem Kissen oder Block ablegen.

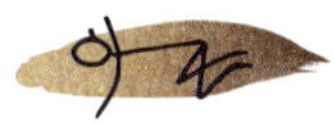

Prayer's Twist: Im Stand das Gesäß nach hinten-unten absenken und die Knie beugen. Die Füße stehen eng beieinander. Den unteren

Rücken eher leicht rund machen. Die Hände liegen in der *Namaste*-Mudra vor der Brust. Den rechten Ellenbogen zur linken Außenseite des linken Knies bringen und den Oberkörper dafür oberhalb des Nabels nach links drehen. Die Knie bleiben auf einer Höhe. Die Ellenbogen bilden eine Linie. Die Hände bleiben auf Höhe des Brustbeins. Der Blick geht am oberen Ellenbogen vorbei in Richtung Decke. Das Gewicht bleibt zu ca. 80 Prozent auf den Fersen.

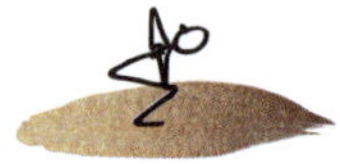

Quadrat: Im einfachen Sitz die Füße leicht nach vorne schieben. Einen Fuß unter dem Knie platzieren, und auf der anderen Seite auf dem Knie. Der Rücken bleibt gestreckt. Sollte dir die Haltung von der Hüftöffnung her nicht möglich sein, platziere beide Füße am Boden. Die Unterschenkel sind dabei parallel zur kurzen Mattenseite ausgerichtet.

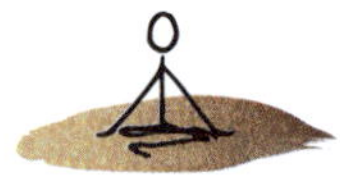

Querbalken: Aus dem Kniestand das rechte Bein auf Hüfthöhe zur Seite ausstrecken. Den linken Arm nach oben neben den Kopf strecken. Die rechte Hand ruht am rechten Bein. Mit der Einatmung den Rücken strecken, und mit der Ausatmung den Oberkörper zur rechten Seite über das gestreckte Bein neigen. Achte darauf, dass der Oberkörper mittig bleibt und nicht nach vorne oder hinten ausweicht.

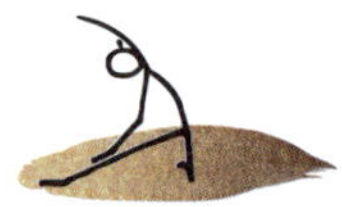

Raupe: Aus dem Brett die Knie zum Boden absenken. Die Ellenbogen beugen, und das Brustbein nach vorne-unten zwischen den Händen ablegen. Die Ellenbogen bleiben nah am Körper. Der Nabel zieht in Richtung Wirbelsäule. Zum Schluss das Becken und dann den Fußrücken ablegen.

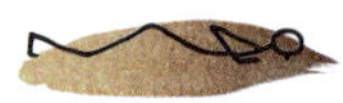

Rückenlage: Der ganze Körper liegt auf der Rückseite auf. Die Arme lieben neben dem Körper. Der Kopf liegt in der Mitte ausgerichtet. Die Handflächen zeigen nach oben.

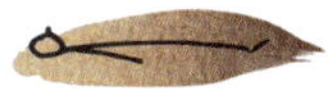

Sattel: Fersensitz: Setz das Gesäß zwischen den Fersen auf den Boden. Wenn das nicht geht, dann erhöhe den Sitz mit einem Kissen. Lehn dich dann nicht für den ganzen Sattel zurück. Setz die Hände hinter der Hüfte am Boden auf und lass den Oberkörper nach hinten sinken. Wähle Zwischenschritte, und leg dich zunächst auf den Unterarmen ab. Fühlst du dich hier wohl, dann kannst du dich erhöht auf ein Bolster oder ganz am Boden ablegen. Wähle eine Höhe, die für dich angenehm ist.

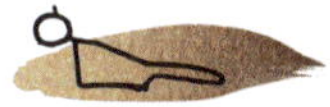

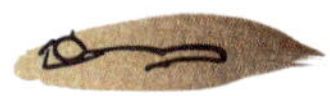

Shavasana: Entspann dich in der Rückenlage. Falls es im unteren Rücken spannt, kannst du entweder die Füße aufstellen oder die Knie über einer gerollte Decke oder einem Bolster ablegen. Leg dir gerne eine Decke über den Körper, in der Entspannung könnte dir kalt werden. Wenn du magst, kannst du die Augen auch mit einem Augenkissen abdunkeln; das zusätzliche Abdunkeln kann eine tiefere Entspannung fördern. Das leichte Gewicht des Augenkissens berührt zudem Punkte um die Augen, die zusätzlich ein Signal zum Entspannen auslösen.

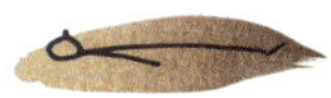

Schließ die Augen und nimm wahr, wie dein Körper ganz ruht. Entspanne alle deine Muskeln. Konzentrier dich auf deine ruhige Ein- und Ausatmung. Nicht nur dein Körper darf sich entspannen; versuch auch, deine Gedanken zur Ruhe zu bringen. Beobachte deine Atmung. Bleib in einer wachen Ruhe.

Schmetterling sitzend: Im Langsitz die Beine anwinkeln, die Fußsohlen aneinanderlegen, und die Knie fallen nach außen. Umgreif mit beiden Händen die Füße und lass den Rücken lang. Achte darauf, das Brustbein nach vorne-oben zu heben. Für eine dynamische Variation flattere mit den Knien leicht auf und ab.

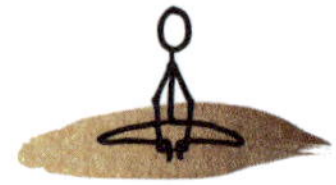

Scheibenwischer: Im Sitzen die Beine anwinkeln. Die Hände hinter der Hüfte am Boden aufstützen und beide Beine parallel abwechselnd nach links und rechts schwingen.

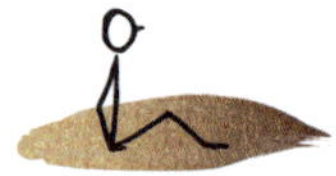

Schulterbrücke: In Rückenlage beide Füße hüftweit unter den Knien aufstellen. Die Arme liegen neben den Körper. Die Fersen sind ca. eine Handbreit weg vom Gesäß. Die Füße stehen parallel. Beide Füße in den Boden schieben und mit der Einatmung das Becken nach oben aufrollen. Die Beine sollten weder zusammen- noch auseinanderfallen. Die Knie zeigen in Richtung der Fußspitzen. Das Gewicht bleibt auf den Füßen und dem Schultergürtel. Heb leicht das Kinn, wenn es im Hals zu eng wird. Halte die Position und roll das Becken Wirbel für Wirbel mit der Ausatmung wieder zum Boden ab.

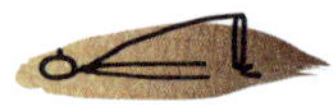

Seitliche Katze: Im Vierfüßlerstand die Hüfte zur Seite hinausschieben und zur gleichen Seite mit dem Kopf, vorbei an der Schulter, nach hinten zur Hüfte blicken, so als würde die Katze ihren Schwanz suchen. Schulter und Hüfte ziehen auf einer Seite zueinander. Im Wechsel zu beiden Seiten üben.

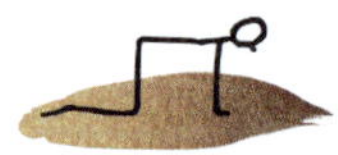

Seitneige stehend: Im Stand die Arme nach oben heben. Greif mit der rechten Hand das linke Handgelenk. Verlängere die linke Körperseite. Mit einer Ausatmung neig den Oberkörper aus der Mitter heraus zur rechten Seite. Der Oberkörper sollte nicht nach vorne oder hinten ausweichen. Schieb die linke Hüfte etwas nach links hinaus. Die Füße bleiben fest verwurzelt stehen. Halte die Position und kehr mit einer Einatmung zur Mitte zurück. Dann die andere Seite.

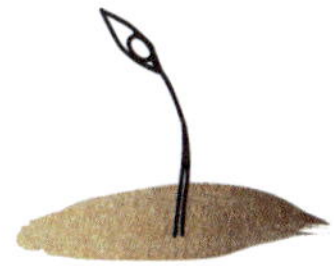

Seitstütz: Aus dem Brett das Gewicht mehr auf den linken Arm bringen und die Fußspitzen nach rechts aufdrehen. Den Oberkörper nach rechts aufdrehen und den rechten Arm nach oben strecken. Beide Arme übereinanderstrecken. Die Körpermitte stabil halten und die untere Beckenseite vom Boden wegschieben. Balanciere auf dem linken Arm. Lass, wenn möglich, die Fußkanten aufeinander. Ist das nicht möglich, dann probier aus, die Füße voreinander abzustellen, um hinten eine breitere Basis zu haben. Halte die Position und kehr dann ins Brett zurück.

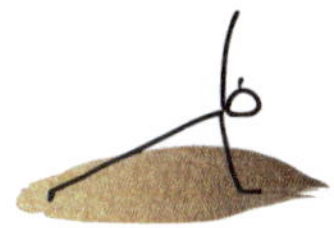

Shiva-Twist: In Rückenlage das rechte Bein zur Brust anwinkeln und das rechte Knie mit der linken Hand greifen. Den rechten Arm ausgestreckt auf Schulterhöhe am Boden ablegen. Der Handrücken zeigt nach unten. Zieh dann mit der linken Hand und der Ausatmung das rechte Knie zur linken Seite. Der Blick geht dabei nach rechts. Der untere Rücken dreht sich leicht mit.

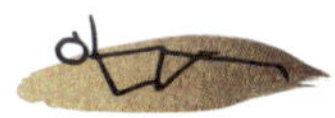

Sitzgrätsche: Aus dem Langsitz die Beine in eine Grätsche bringen. Die Fußspitzen zeigen nach oben. Beide Sitzbeinhöcker tief in den Boden sinken lassen. Die Hände können in der Mitte der Beine aufgestützt sein.

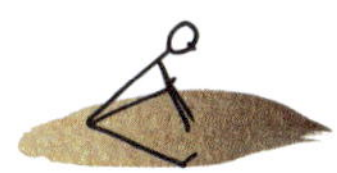

Sonnenkrieger: Aus dem zweiten Krieger die vordere Hand nach oben öffnen. Mit der Einatmung den Oberkörper nach hinten beugen und den vorderen Arm dabei nach oben heben. Der hintere Arm wird zum hinteren Bein abgesenkt. Der Blick geht nach oben. Die Beine bleiben aktiv.

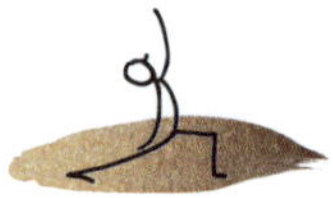

Sphinx: In der Bauchlage die Unterarme nach vorne auflegen. Die Ellenbogen sind in einer Linie zu den Schultern. Die Handflächen zeigen nach unten. Das Gesäß bleibt entspannt. Das Brustbein hebt sich nach vorne. Die Schultern ziehen weg von den Ohren. Der Kopf ist in Verlängerung der Wirbelsäule. Wenn sich der Nacken mehr entspannen soll, kannst du den Blick zum Boden senken. Die Füße können ruhig mattenweit aufliegen. Sollte es zu sehr im unteren Rücken spannen, dann verringere die Rückbeuge im unteren Rücken, indem du die Ellenbogen weiter vorn oder weiter außen aufsetzt.

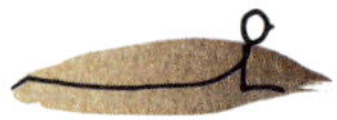

Stab: Sitz aufgerichtet und streck beide Beine nach vorne aus. Die Fußspitzen zeigen nach oben. Zieh sanft den Nabel zur Wirbelsäule. Solltest du im unteren Rücken rund werden, setz dich erhöht auf eine Decke, aber so, dass die Sitzbeinhöcker vor der Decke in den Boden gehen. So kannst du dein Becken leicht aufrichten und im Rücken lang bleiben. Sollte die Beinrückseite in der Muskulatur verkürzt sein, beug leicht die Knie an.

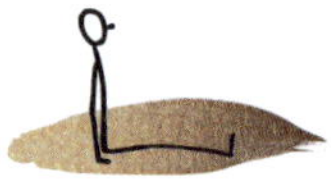

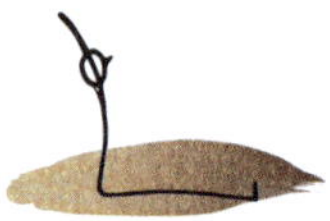

Sufikreise: Im einfachen Sitz die Sitzbeinhöcker gut in den Boden sinken lassen und dich auch mental erden. Mit der Einatmung kreist der Oberkörper nach vorne, das Brustbein geht vor, und mit der Ausatmung kreist der Oberkörper wieder zurück. Dabei können die Schultern nach hinten etwas runder werden. Der Kopf bleibt beim Kreisen neutral. Es ist eine gute Übung zur Einstimmung, und sehr meditativ. Nach einer Weile in die andere Richtung kreisen.

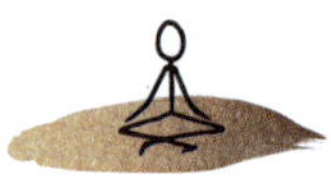

Tänzer: Verlagere im Stand das Gewicht auf das linke Bein. Du kannst im Knie eine leichte Beugung lassen. Beug das rechte Bein, greif mit der rechten Hand von außen den rechten Fuß und zieh die Ferse zum Gesäß. Die Knie bleiben parallel. Heb den linken Arm. Mit der Einatmung heb dein rechtes Bein nach hinten-oben, senke gleichzeitig den Oberkörper vor und heb das Brustbein nach vorne-oben. Dehn dich auf wie ein stehender Bogen. Achte darauf, dass das rechte Knie nicht nach außen ausweicht. Die Hüfte bleibt parallel. Dann zur anderen Seite üben.

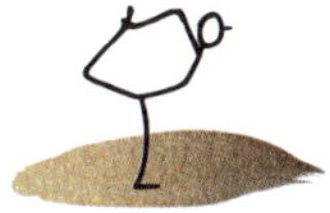

Taube: Im Vierfüßlerstand das rechte Knie hinter dem rechten Handgelenk ablegen. Der rechte Fuß wandert zur linken Hüfte. Das Becken bleibt parallel. Das linke Bein gerade aus der Hüfte nach hinten ablegen. Der linke Fußrücken liegt am Boden auf. Achte darauf, nicht auf die rechte Gesäßhälfte zu fallen. Leg hier gerne zur Stabilität ein Kissen, einen Block oder eine Decke darunter. Beug den Oberkörper nach vorne und leg dich nach vorne ab. Die Arme können dabei vorne abgelegt werden, oder du stapelst die Unterarme übereinander und legst den Kopf darauf ab.

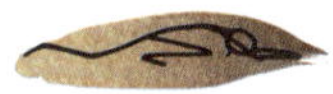

Tiefer Ausfallschritt: Aus dem Hund kommend, bring den rechten Fuß nach vorne zwischen die Hände. Das rechte Knie und das rechte Sprunggelenk bilden eine Linie. Verlängere die Arme eventuell mit einem Block links und rechts unter den Händen. Streck dich im Rücken. Die linke Ferse zieht nach hinten-unten. Das linke Bein bleibt gestreckt.

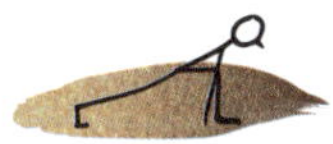

Tiger: Aus der diagonalen Katze greif mit der Hand nach hinten zum angehobenen Fuß; entweder den Fußspann oder das Fußgelenk. Beug dafür das hintere, gehobene Bein. Streck dein Bein nach hinten-oben und heb gleichzeitig das Brustbein nach vorne-oben. Der Blick geht nach vorne. Dehn dich wie ein Bogen auf.

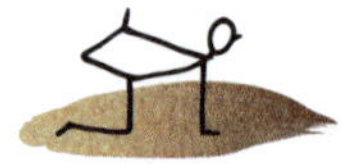

Tisch: Stell im Langsitz die Füße unter den Knien hüftweit auf. Stell die Hände hinter der Hüfte am Boden auf. Die Fingerspitzen können nach vorne oder hinten zeigen. Prüfe für dich, welche Stellung sich in den Handgelenken besser anfühlt. Presse in beide Füße und Hände und heb das Becken an, bis der Oberkörper parallel zum Boden ist. Achte darauf, dass deine Knie nicht nach außen oder innen fallen, sondern über den Füßen bleiben. Roll die Schultern zurück. Der Blick geht nach oben, aber der Nacken bleibt stabil.

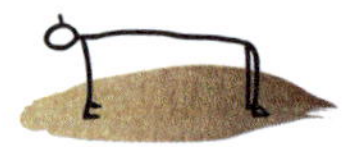

Umgedrehtes Brett: Im Langsitz die Füße strecken. Die Hände stehen leicht hinter der Hüfte am Boden. Die Fingerspitzen können nach vorne oder hinten zeigen. Prüfe für dich, welche Stellung sich in den Handgelenken besser anfühlt. Zieh den Nabel in Richtung Wirbelsäule, presse in die Hände und Fersen, und heb das Becken nach oben an, bis sich der ganze Körper in einer schiefen Ebene befindet. Der Blick geht nach oben. Die Schultern rollen sich zurück, der Nacken bleibt stabil.

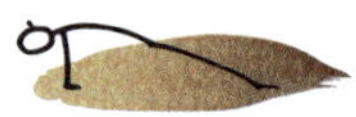

Vierfüßlerstand: Die Knie stehen hüftweit unter der Hüfte, und die Hände stehen in einer Linie unter den Schultern, die Arme sind gestreckt. Um weit in den Schultern zu bleiben, dreh die Ellenbogeninnenseiten leicht nach vorne. Die Zehenspitzen sind aufgestellt.

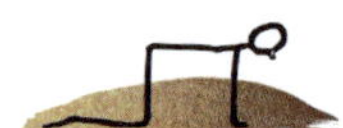

Die Körpermitte bleibt stabil; zieh dafür den Nabel leicht in Richtung Wirbelsäule. Der Kopf bleibt in Verlängerung der Wirbelsäule.

Vorbeuge sitzend: Im Langsitz die Arme nach oben neben die Ohren heben. Mit der Ausatmung den Oberkörper zusammen mit den Armen nach vorne über die Beine beugen. Die Fußspitzen zeigen nach oben. Leg die Hände dort ab, wo sie ankommen. Bleib lang im Rücken. Sollte es schwerfallen, im unteren Rücken lang zu bleiben, erhöh deinen Sitz, wie beim Stab beschrieben.

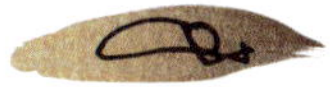

Vorbeuge stehend: Aus dem Berg den Oberkörper mit der Ausatmung aus dem Becken nach vorne über die Beine beugen. Der Blick geht zu den Beinen. Falls es im unteren Rücken zu sehr spannt, die Knie leicht beugen. Die Hände liegen am Boden auf oder an der Beinvorderseite.

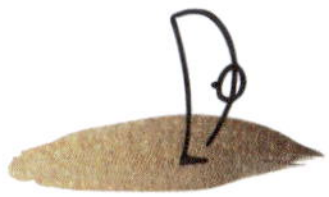

Winkel gedreht: Aus dem Ausfallschritt (rechter Fuß steht vorne) den rechten Arm zur Seite und nach oben heben. Der Oberkörper dreht sich oberhalb des Nabels zur rechten Seite. Das Becken bleibt parallel zum Boden. Achte besonders darauf, dass die rechte Beckenseite unten bleibt. Der Blick geht mit nach oben zur Hand, der Nacken bleibt lang. Der linke Arm bleibt gestreckt. Die linke Schulter zieht weg vom linken Ohr. Der rechte Rippenbogen dreht sich leicht nach oben auf. Vom Gefühl her zieht das rechte Schulterblatt im oberen Rücken hinüber zur linken Seite. Schieb dich in die linke Ferse und streck das linke Bein.

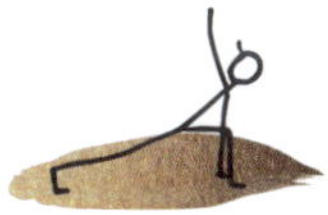

Sonnengruß

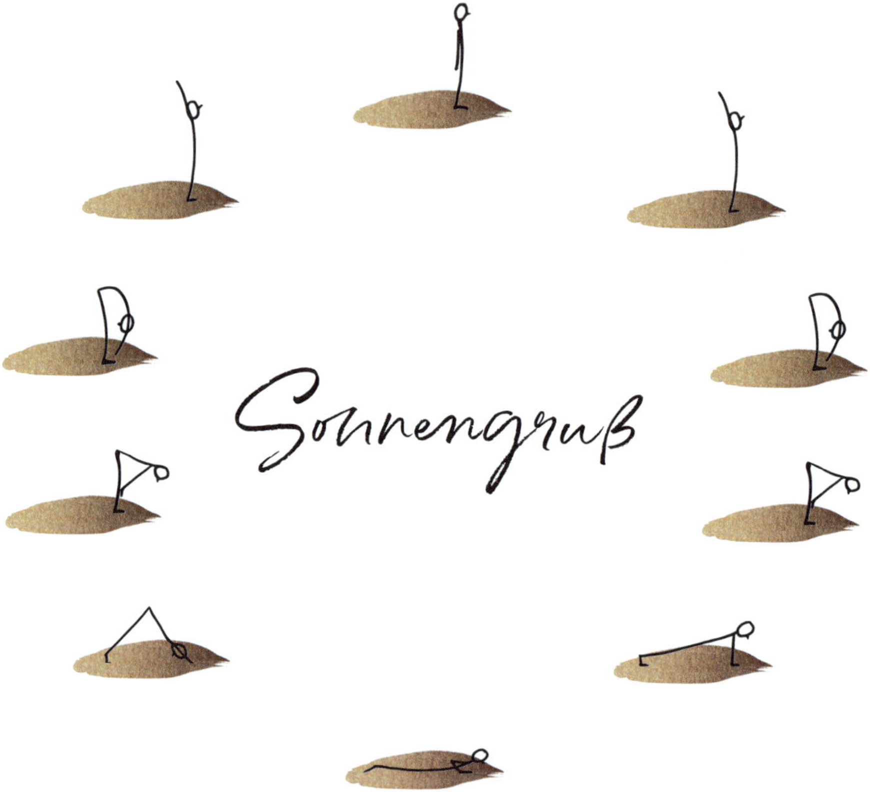

Anhang

Empfehlungen für Zubehör

Behältnisse

Kleine Probenfläschen aus Glas: Wenn du kleinere Mengen abfüllen möchtest, um sie zu verdünnen, eignen sich kleine 1- bis 2-ml-Braunglasfläschchen. Diese beziehe ich gerne online bei diversen Anbietern. Für Roll-on-Rezepte aus diesem Buch empfehle ich die Größe 10 ml.

Trägeröle

Im gut sortierten Biofachmarkt, Reformhaus oder Naturkosmetikladen wirst du fündig. Das fraktionierte Kokosnussöl kannst du auch über mich beziehen.

Aroma-Diffusor

Ich habe schon einige Kaltvernebler ausprobiert und kann dich, je nachdem, welche Bedürfnisse du für deinen Aroma-Diffusor hast, gerne kostenfrei beraten. Achte beim Kauf eines Aroma-Diffusors darauf, welche Raumfläche angegeben wird. Passt sie zu deinem Raum, in dem du üben möchtest? Einige Aroma-Diffusoren haben verschiedene Funktionen zur Zeiteinstellung, und bei einigen kann man mit einer zusätzlichen Lichtfunktion verschiedene Farben auswählen.

Yogamatten, Polster und Blöcke

Es gibt sehr viele Anbieter. Achte auf eine rutschfeste Matte für dynamische Yogapraxis. Ich selbst nutze gerne eine Matte vom Anbieter Lululemon, und Blöcke aus Kork finde ich vom Material her schön und stabil. Eine große Auswahl an Polstern und Kissen findest du im Internet oder im Yogashop deiner Wahl.

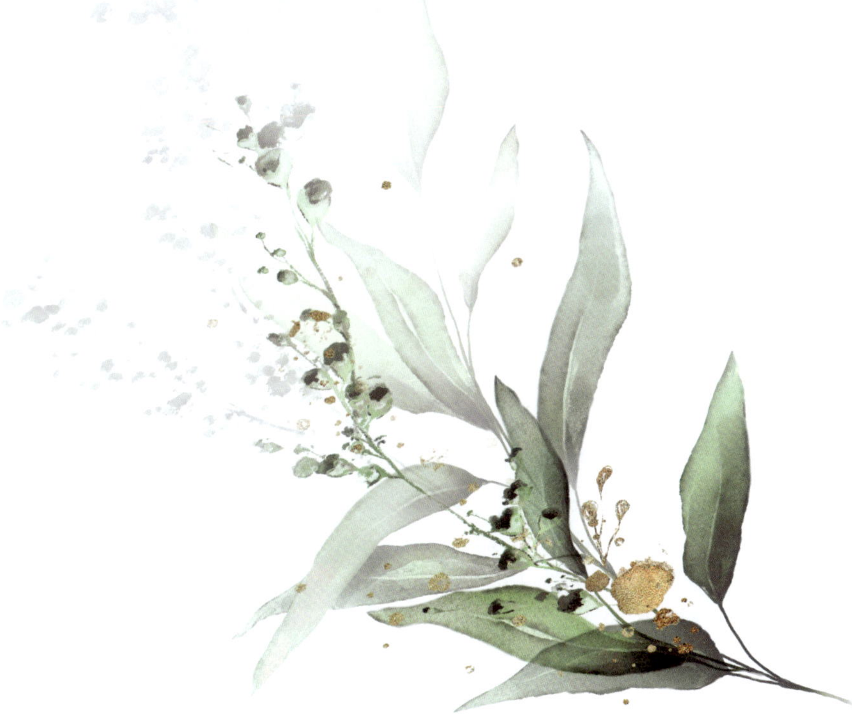

Verdünnungstabelle ätherische Öle

	10 ml	15 ml	20 ml	30 ml	50 ml	100 ml
3 %	6	9	12	18	30	60
2 %	4	6	8	12	20	40
1 %	2	3	4	6	10	20
0,5 %	1	1-2	2	3	5	10

1 TL = ca. 5 ml
1 EL = ca. 15 ml

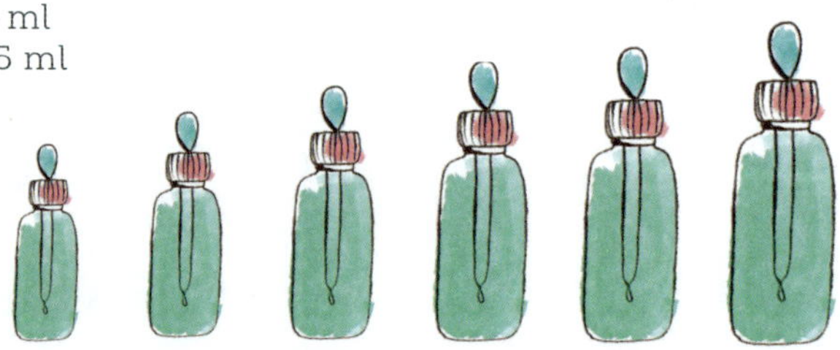

Tabelle 3: Verdünnung ätherische Öle.

Quellen

Candice Candice Covington: ESSENTIAL OILS IN SPIRITUAL PRACTICE, Healing Arts Press
ISBN 978-1-62055-305-3

Dr. Mariza Snyder: THE ESSENTIAL OILS HORMONE SOLUTION, Rodale Books
ISBN 978-1-63565-315-1

Erich Keller: ASTRO-DÜFTE, Goldmann Verlag
ISBN 3-442-12240-6

MODERN ESSENTIALS HANDBUCH, Herausgeber AromaTools®
ISBN 978-1-937702-77-9

Rebecca Linder Hintze: EMOTIONEN & ÄTHERISCHE ÖLE
Visium Group
ISBN 978-0-999330-11-1

Margaret Ann Lembo: THE ESSENTIAL GUIDE TO AROMATHERAPY AND VIBRATIONAL HEALING, Llewllyn Worldwide
ISBN 978-0-7387-4339-4

Demetria Clark: AROMATHERAPIE UND HEILPFLANZEN FÜR SCHWANGERSCHAFT, GEBURT UND STILLZEIT, Mankau Verlag
ISBN 978-3-86374-389-5

Die Autorin

Die Yogalehrerin **Nicole Schröter** hat sich nach einer Kräuterausbildung intensiv mit dem Thema ätherische Öle befasst und teilt ihr Wissen in ihrer Aromaberatung mit Menschen jeden Alters. Sie hat bereits zahlreiche Aroma-Yogastunden und Workshops unterrichtet, zuletzt auf der Yogaconference in Hamburg. Ebenso hat sie andere Yogalehrer auf diesem Gebiet erfolgreich weitergebildet.
Einmal im Monat gibt sie eine Livestream-Aroma-Yogastunde via Zoom. Hier kann jeder online mitmachen.
Inspiration auf *Instagram:* @nicole_schroeter_
Playlisten für die Übungsreihen auf *Spotify!*

Kontaktdaten:

Nicole Schröter

---

www.nicoleschroeter.com
post@nicoleschroeter.com
Spotify: Nicole Schröter

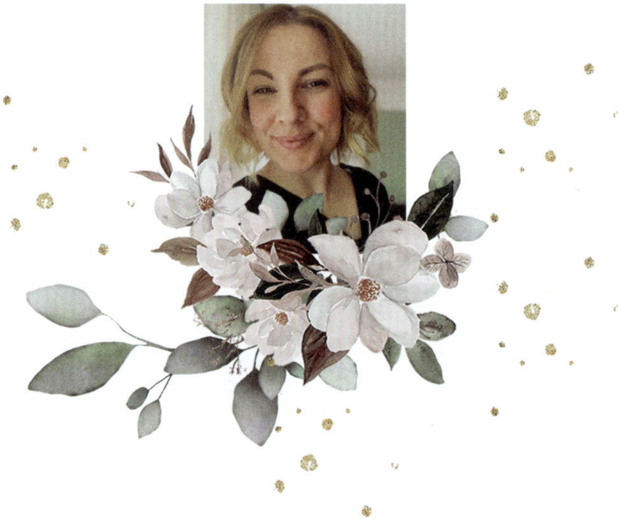